脳がみるみる若返る

脳トレ

昭和クイズスペシャル

諏訪東京理科大学教授
篠原菊紀 監修

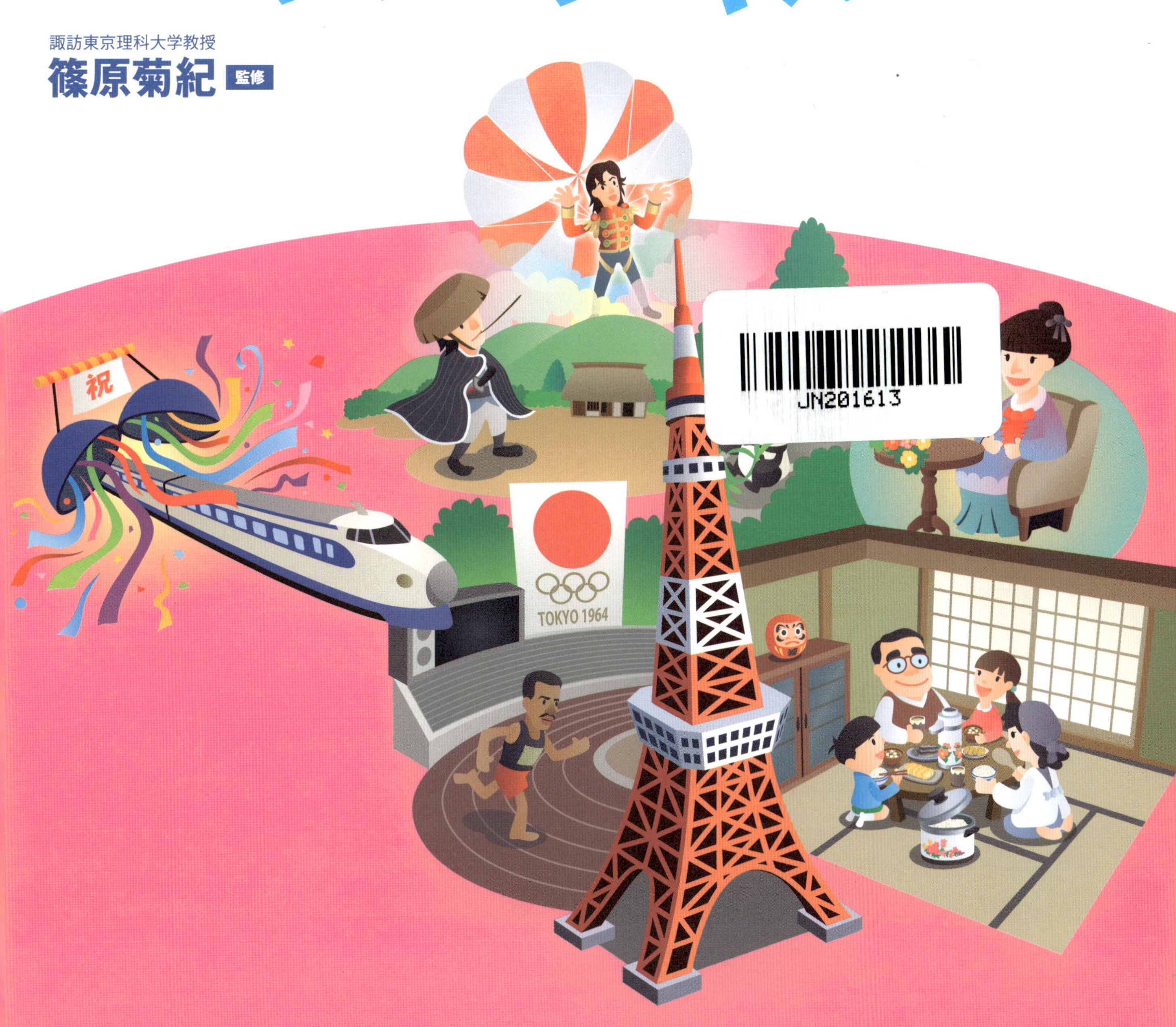

ナツメ社

はじめに

昭和を思い出すクイズで脳の活動を高めましょう

諏訪東京理科大学　篠原菊紀

昔を思い出すことで「想起力」が鍛えられる

本書は、昭和時代を振り返り、流行したものやさまざまな出来事のパズルを解いたり、クイズに答えたりするものです。このような問題を解くことは、脳の活動を高める、脳のトレーニング、「脳トレ」にぴったりです。

頭の中にある**昔の記憶や知識を引き出す脳の働きのことを「想起力」**といいますが、この想起力が衰えると、少し前のことが思い出しにくくなってしまいます。「さっきまで使っていたのに、どこに置いたか思い出せない」というような、困ったことが起きてしまうのです。

クイズで自分の知識を引き出すことは、そんな想起力を鍛える、とてもよいトレーニングになります。

自身の状況やエピソードを思い出すことも想起力を高める

自分の過去の体験や記憶を、詳細に思い出すことも想起力のよいトレーニングになります。

本書のさまざまな出題のころ、自分はどんな暮らしをしていたか、そのときの家や学校、職場のようすや、いつも通っていた順路などをくわしく思い出してみましょう。

ヒット曲やヒット商品などにまつわる自身のエピソードなどを思い出すのもよいでしょう。誰と聞いた、買ってもらった、一緒に遊んだ、けんかになったなど、具体的にパートナーや、友人などと、思い出を語り合うのもよい刺激となります。

また、**想起力のトレーニングで大切なのは、ネガティブな気持ちにならないこと**です。テストを行うときに「年をとったから思い出せない」という気持ちでおこなうと、成績が落ちることがわかっています。クイズに挑戦して、もし**間違えたとしても気落ちせず、前向きな気持ちで取り組むこと**が、脳を若返らせるでしょう。

脳のメモ帳 ワーキングメモリをしっかり使う

年をとると、名前や言葉がなかなか出てこないなど、短期的な記憶力、反応速度などが低下しがちです。しかしそれも、頭をしっかり使い、運動をし、バランスのいい食事をとり、血圧などの健康管理をおこなえば、維持、向上できるとわかっています。本書はその中の「頭を使う」脳トレのひとつとして、役立てていただけるでしょう。

ここの「頭を使う」というのは、脳の「ワーキングメモリ」という機能をしっかり使うということです。

ワーキングメモリとは「何かを覚え（メモリ）、処理をする（ワーキング）」こと。たとえば、「昭和クイズ」という言葉を覚えてください。そして目を閉じて、「昭和クイズ」を逆から言ってみましょう。

このとき、「昭和クイズ」を覚え（メモリ）、目を閉じて言う（ワーキング）という複数の課題がおこなわれます。

ワーキングメモリとは、このような「脳内のメ

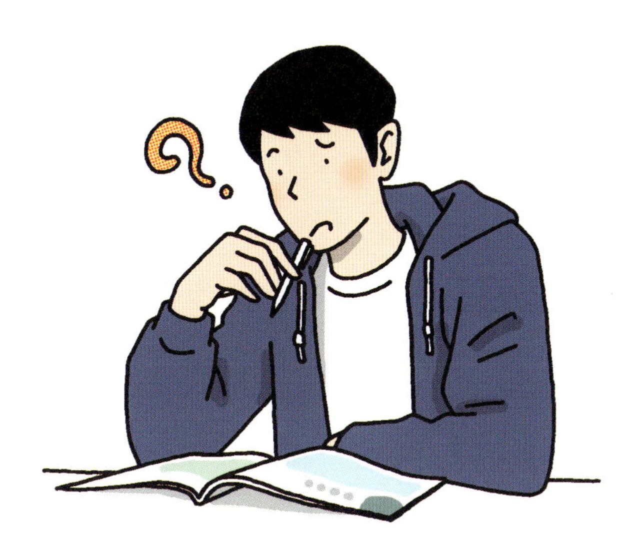

モ帳」を使って作業する機能で、私たちは日々、ワーキングメモリを使って考えて働き、段取りを組んだり、人とのコミュニケーションをとったりしています。そして、クイズを解くときにもワーキングメモリが大いに使われるのです。

脳トレは成績のよしあしでなくやることが大切

脳の活動を調べると、慣れないことに挑戦したときや苦労しているときに、ワーキングメモリにかかわる脳の前頭前野という部分が強く活性化します。しかし、その頭の使い方に慣れてくると鎮静化していき、脳活性にはつながらなくなってしまいます。毎日、習慣的になった活動をしているだけでは、脳は鍛えられないということです。そこで、本書のような、非日常的な刺激となる脳トレが有効なのです。ワーキングメモリは、脳トレを行った分だけ機能強化につながります。

また、**脳トレでは、成績のよい悪いは関係ありません。**むしろ悪いほうがトレーニングのしがいがあるといえます。ふだん使わない脳を活性化するには、苦手なことや、めんどうだと思うことをするほうが刺激になるからです。**脳に負担をかける、トライすることが大切**なので、前向きにクイズに取り組んで、頭をしっかり使いましょう。

この本の使い方

問題は大きく「思い出しクイズ」「間違い探し」「パズル」に分かれています。

思い出しクイズ　[1章、4章、5章]

答えはリストから選んで回答欄に書き込みます。1マスに1文字入ります。答えは同じページの下に記号で掲載しています。

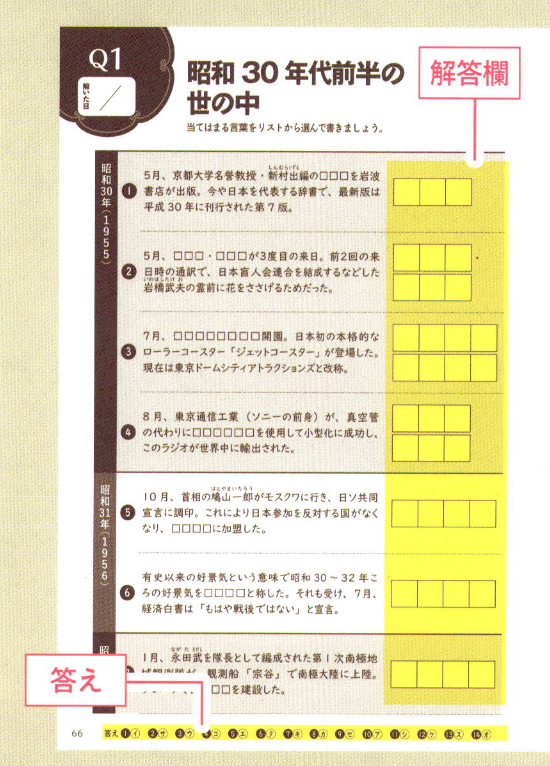

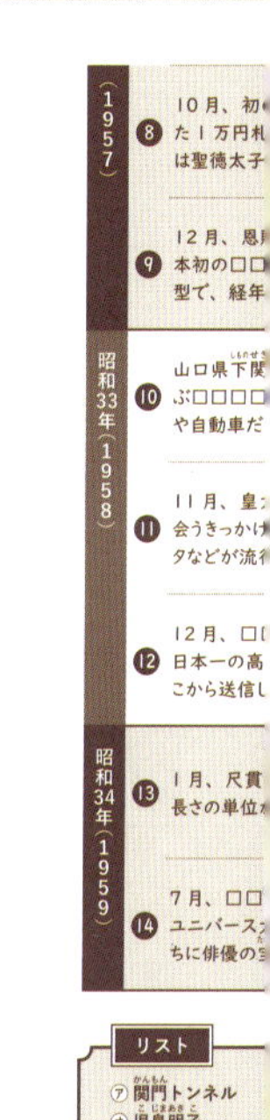

間違い探し　[2章、4章特別編]

左右・上下のイラストで違うところを探します。違いは、形だけでなく、位置がズレている、少し大きい・小さいなどの難問もあります。

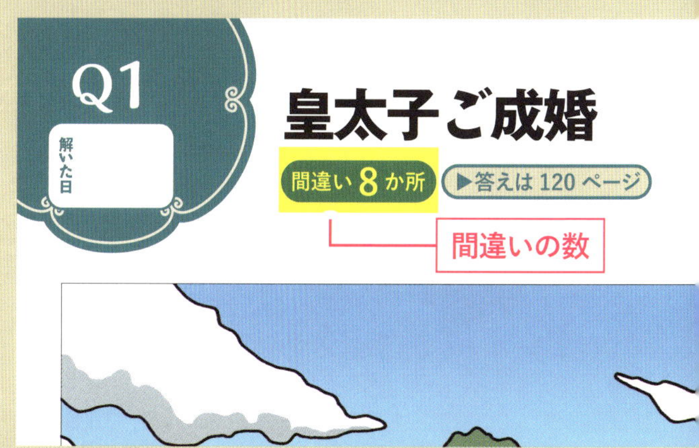

パズル[3章、5章特別編]

さまざまなタイプのパズルを用意しました。各ページのやり方を読み、解いてください。

もくじ

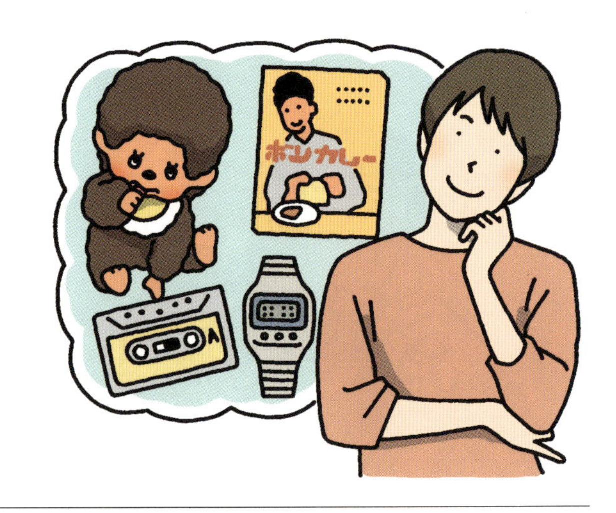

＊年は、とくに記載がないものは、すべて昭和です。

1章

昭和生まれのヒット商品

復興を果たし、経済成長を遂げた戦後の昭和。
多くのものが生まれ、
生活を豊かにしていきました。
当時を思い出しながら、クイズに答えましょう。

Q1
解いた日

技術革新が進んだ家電・精密機器

当てはまる言葉をリストから選んで書きましょう。

□□□□□□は、くっきりとした画質で色鮮やかといわれた

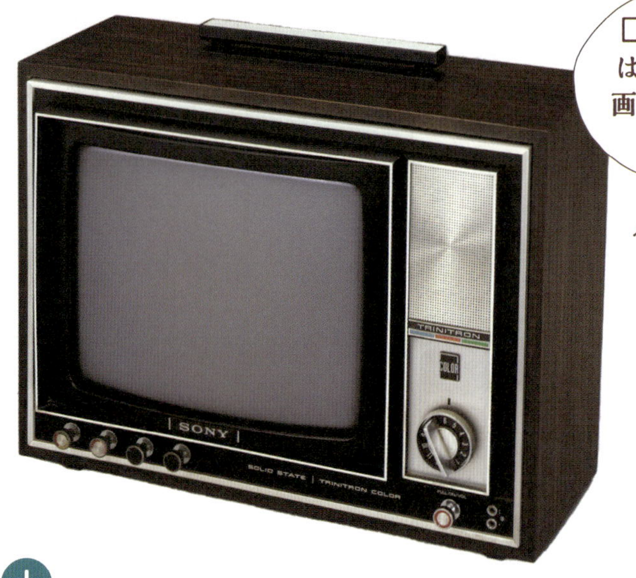

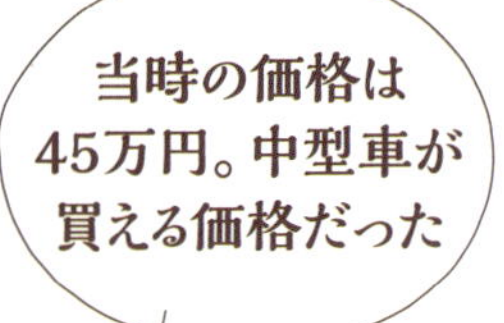

❶ カラーテレビが普及した40年代。41年に松下電器がパナカラー、43年に日立製作所がキドカラー、同年ソニーが□□□□□□カラーテレビを発売。写真はソニーの初号機で11万8000円。

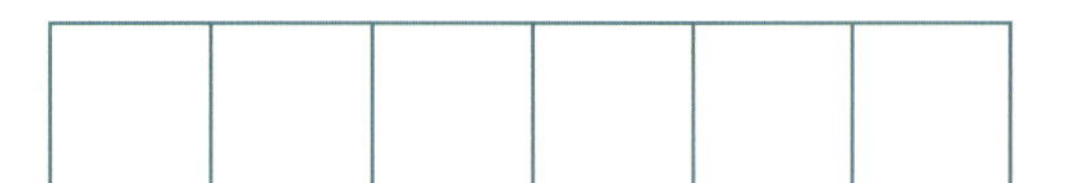

❷ 服部（はっとり）時計店（現セイコー）は44年、世界初の□□□□式腕時計「アストロン」を発売。電圧を加えると正確に振動する□□□□を利用した時計は、機械式時計の百倍以上の精度を誇った。

「タイガー電子ジャー□□□□♪」のCMでおなじみ

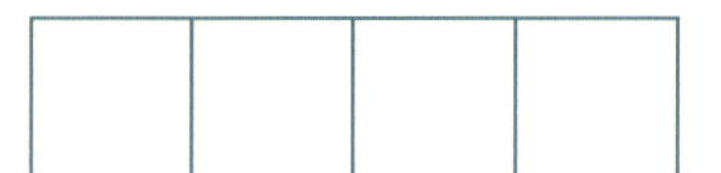

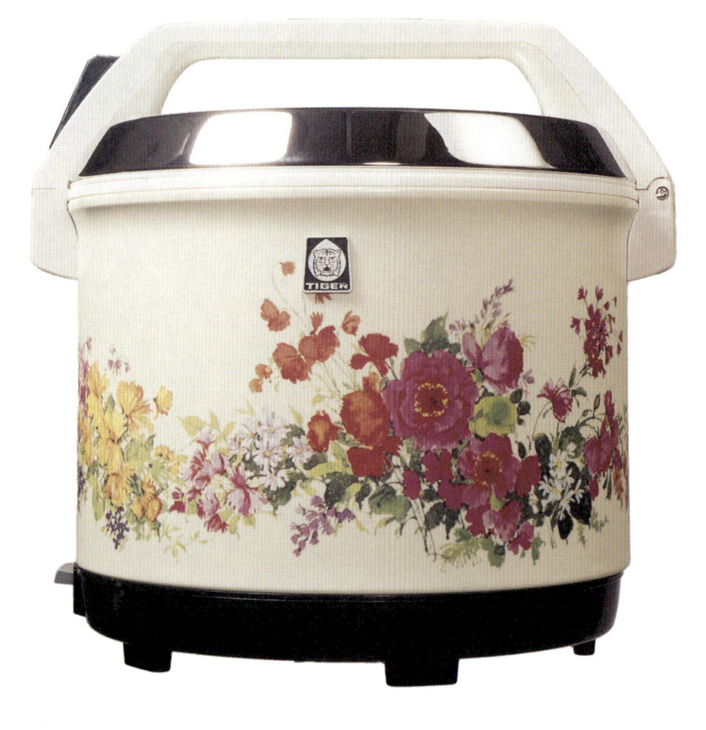

❸ 大流行した花柄で46年に登場したのは、前年発売の電気ジャーに半導体とヒーターを組みあわせた電子ジャー。その名も「□□□□」。49年には、炊飯ジャー第1号が誕生。

写真提供／ソニー、セイコーミュージアム 銀座、タイガー魔法瓶、東芝未来科学館、カシオ計算機、コニカミノルタ

答え ①カ ②ウ ③オ ④キ ⑤イ ⑥ア ⑦エ

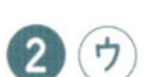

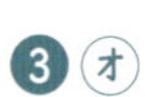

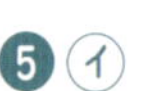

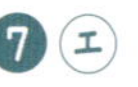

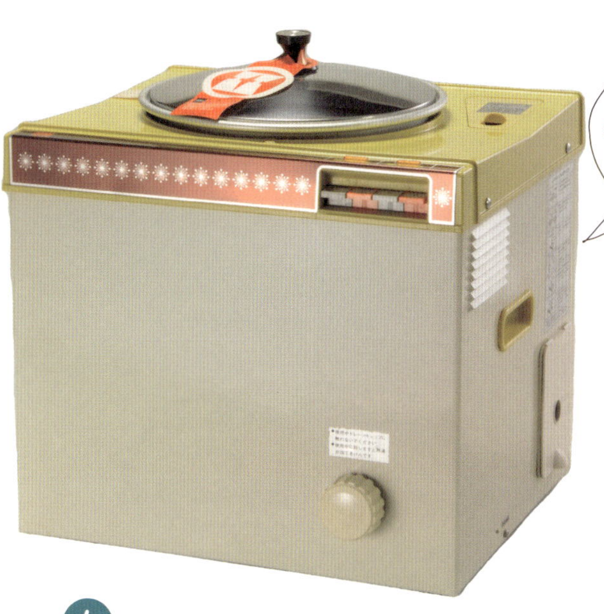

51年には
年間100万台近く
が販売された

手のひらサイズの
電卓の登場は
衝撃的だった

❹ 46年に東芝が発売した□□□□は、「蒸す」と「つく」ができる初の家庭用もちつき機。米が回りながら変化していく様子が珍しく、実演販売でも大人気。

❺ 47年、世界初のパーソナル電卓□□□□□が登場。既存の電卓の1/4以下のサイズで、価格は1/3以下の1万2800円とあり、発売10か月で100万台を突破した。

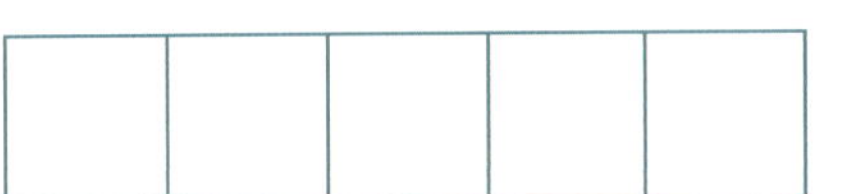

世界初の6桁表示。
当時の価格は
13万5000円

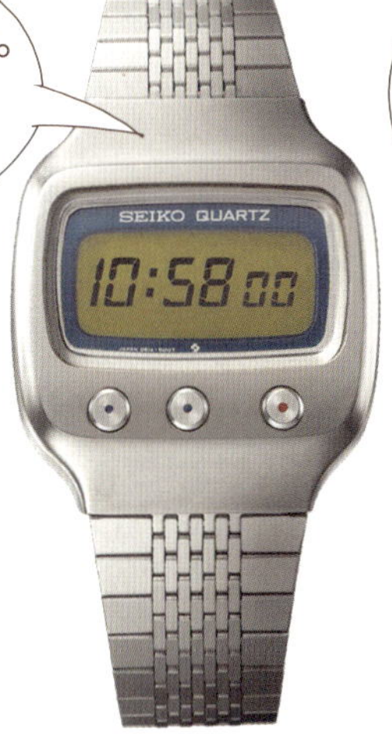

4万4800円。
カメラ電池でなく、
単3電池2本と
いうのもウケた

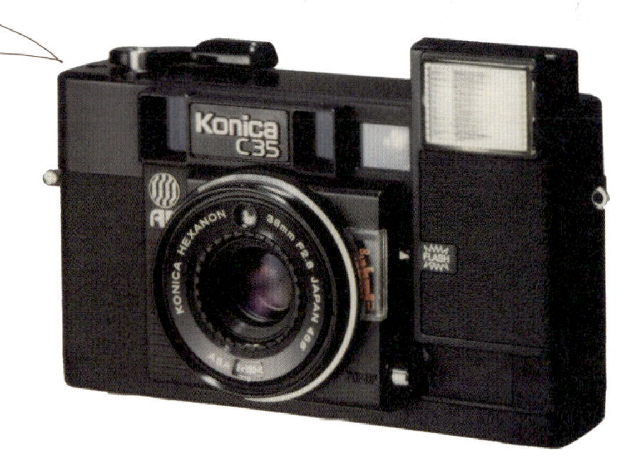

❻ 48年、服部時計店（現セイコー）が、世界初の6桁の□□□□□□腕時計を発売。文字盤と針に変わって、液晶で時・分・秒を表示する全電子型は画期的だった。

❼ 52年に「ピンボケさん、さようなら」のセリフと共に登場したのはコニカC35AF、通称□□□□□・コニカ。世界初のオートフォーカスカメラで、約2年で100万台を突破。当時の発売元は小西六写真工業。

リスト

㋐ 液晶（えきしょう）デジタル　㋑ カシオミニ　㋒ クオーツ　㋓ ジャスピン　㋔ 炊（た）きたて
㋕ トリニトロン　㋖ もちっ子（こ）

移動を自由にした自動車とバイク

当てはまる車名をリストから選んで書きましょう。

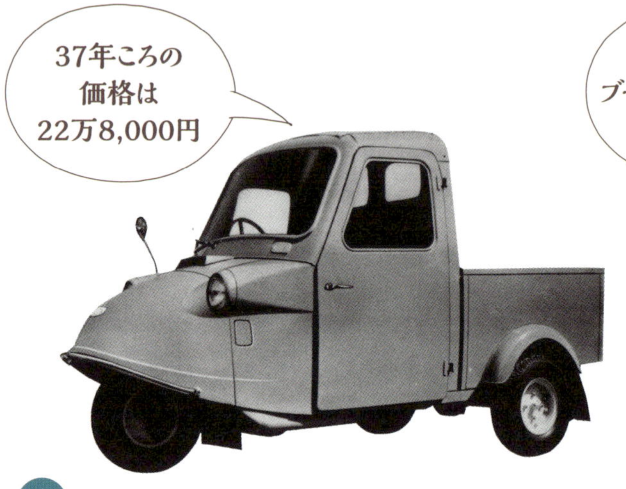

❶ 32年にダイハツが発売したオート三輪トラック。小回りがきき、個人商店などで人気に。写真は34年発売のドアと屋根がついたMP3型。初期は幌屋根だった。

□□□□

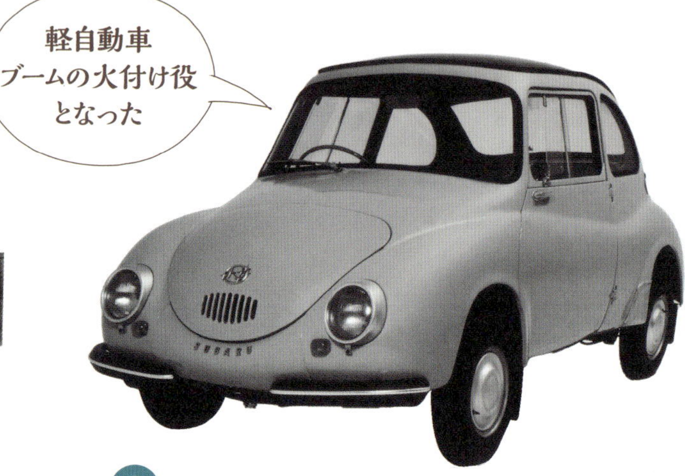

❷ 33年に発売されたのは、排気量360ccのかわいらしい軽自動車。夢の自家用車が42万5000円で買えると大評判になった。愛称は「てんとう虫」。

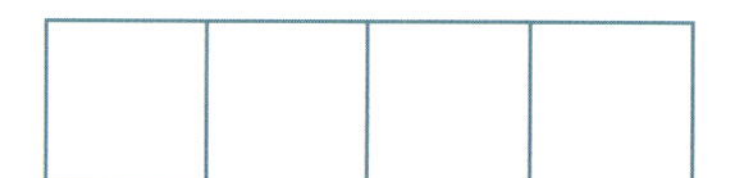

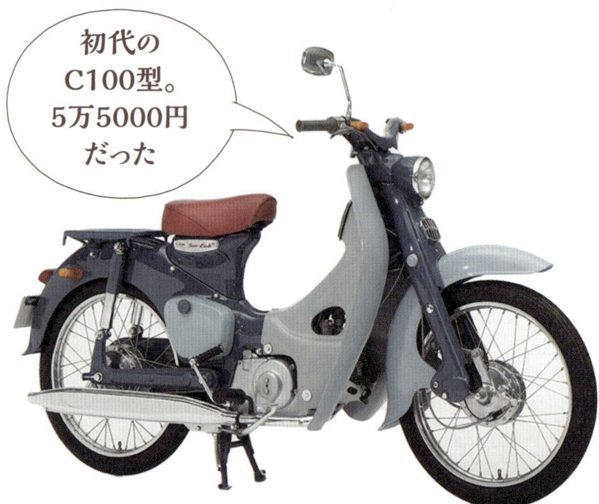

❸ 今も人気のホンダの名車は、33年に登場。発売1年ほどで月産1万台を突破。今や総生産1億台を超えたという。出前などの商業用としても活躍。

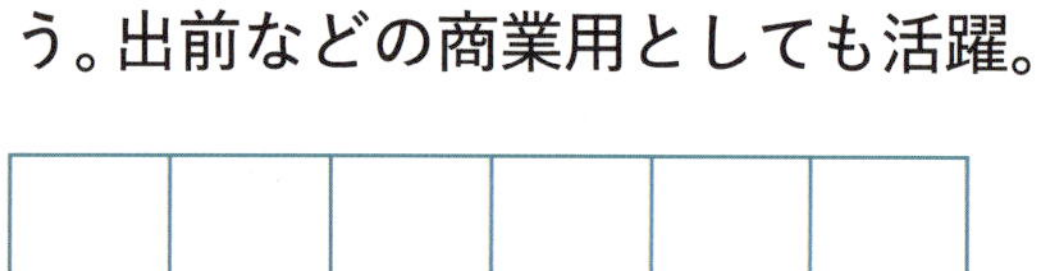

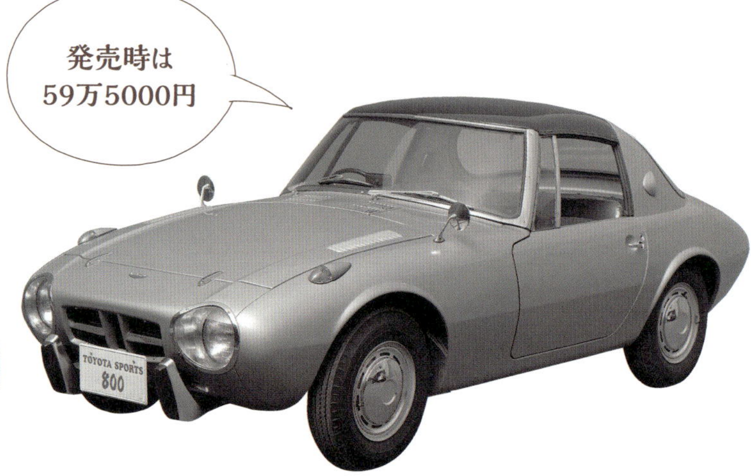

❹ 40年にトヨタが初めて市場に出したスポーツカー。ふたり乗りの小型軽量スポーツカーで、最高速度155km/hを実現。愛称「ヨタハチ」で知られる。

□□□□□□□□

写真提供／ダイハツ工業、SUBARU、本田技研工業、トヨタ自動車、日産自動車、ヤマハ発動機、スズキ

答え 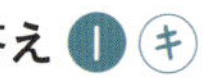 ❶キ 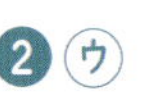 ❷ウ  ❸イ 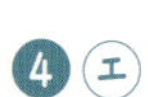 ❹エ 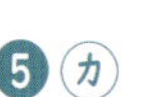 ❺カ 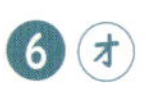 ❻オ 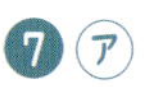 ❼ア

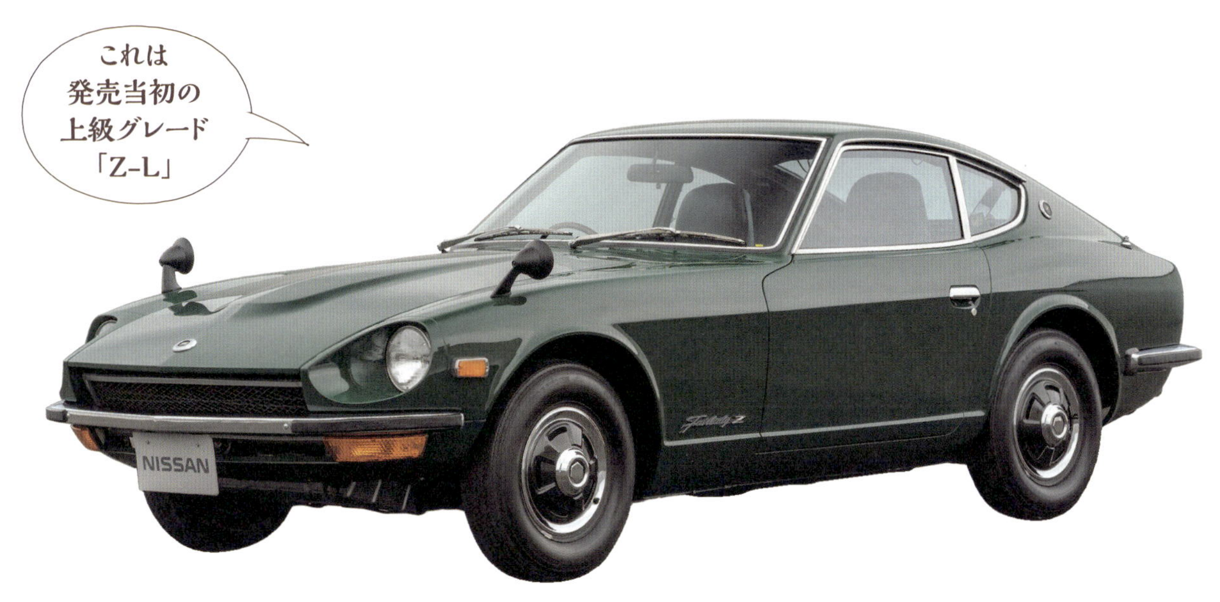

5 日産から44年に発売。150万円とスポーツカーとしては比較的安く、若者から人気に。53年までの8年間で世界で52万台以上を売り、最も売れたスポーツカーのひとつとされる。

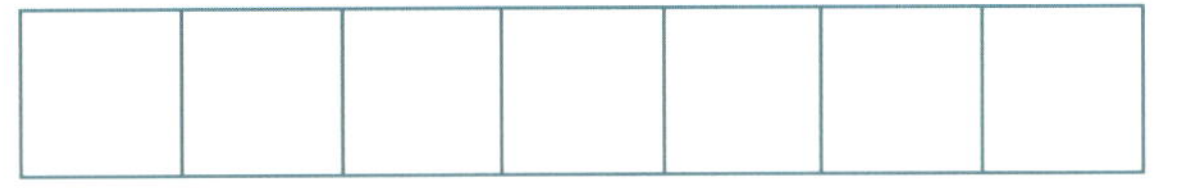

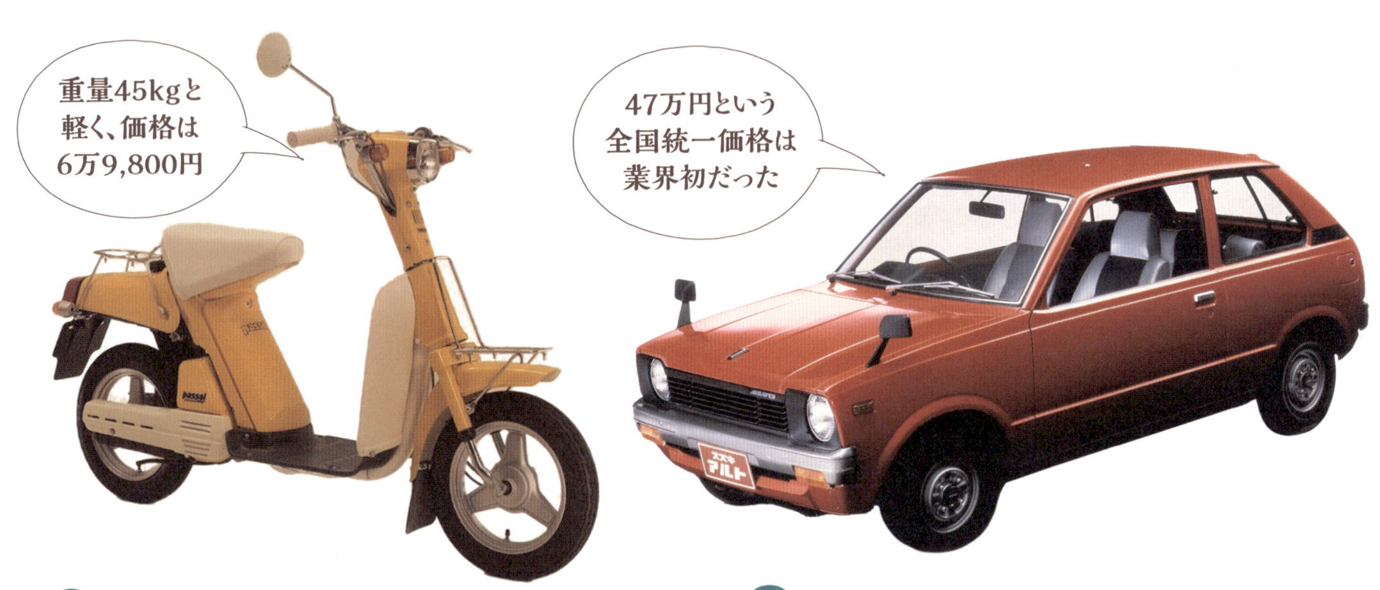

6 ヤマハ発動機から52年に発売されたコンパクトなスクーター。「やさしいから好きです。」のフレーズで八千草薫（やちぐさかおる）がCMに登場。ステップスルーを定着させた。

7 買い物や家族の送迎に活躍する、54年にスズキから売り出されたボンネットバンの軽自動車。「□□□47万円」という低価格をアピールするキャッチコピーで大ヒット。

リスト

ア アルト　イ スーパーカブ　ウ スバル 360　エ トヨタスポーツ 800　オ パッソル
カ フェアレディ Z　キ ミゼット

Q3
解いた日
／

おやつを彩ったお菓子

当てはまる言葉をリストから選んで書きましょう。

1箱バラ売りで
2銭だった

箱の裏面には
「ポコちゃん」が
描かれていた

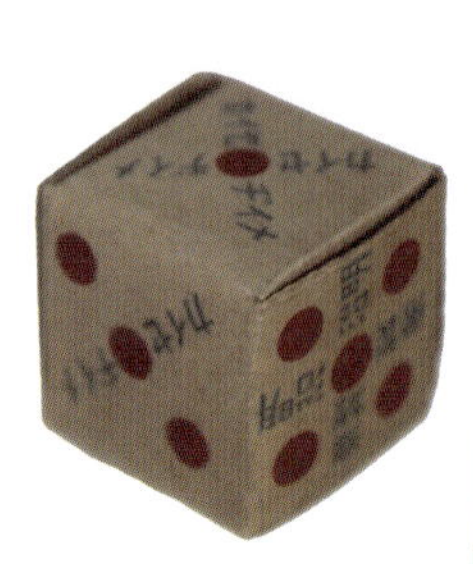

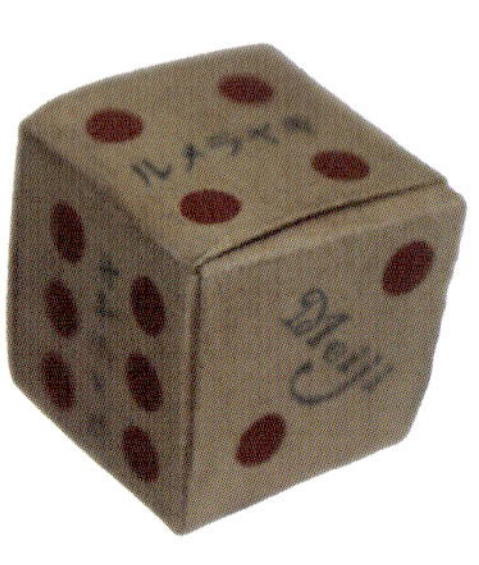

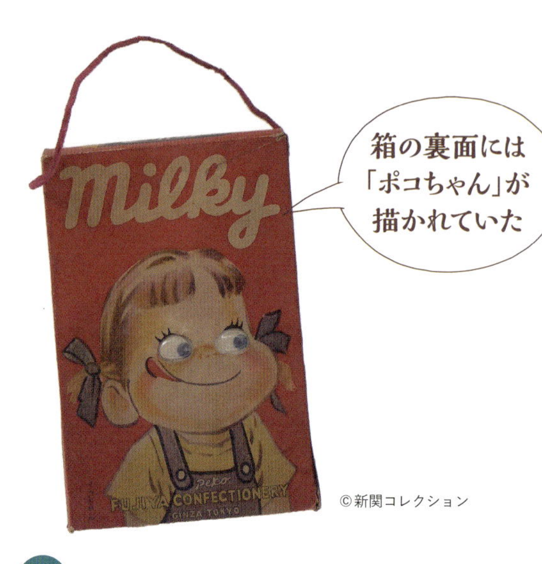

©新関コレクション

1 2年に明治製菓から発売された□□□□キャラメルはすごろくなどで使える画期的アイデアで人気に。2016年からは明治のグループ会社から北海道限定で販売。

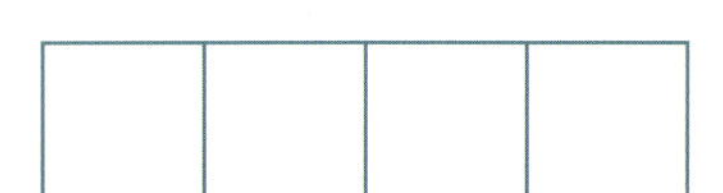

2 不二家が26年に発売したミルキー。おなじみの□□□□□も、当初からパッケージに描かれていた。「ミルキーはママの味～♪」のCMでも人気に。

包み紙のイラストは
和田誠が描いた
ホームラン坊や

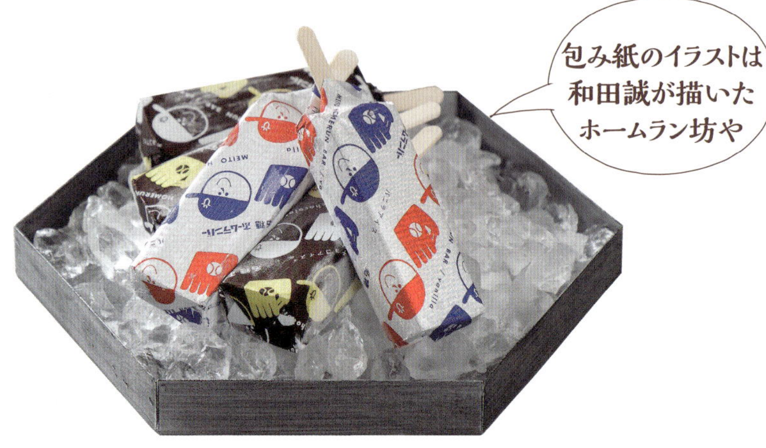

写真は現在発売中の「復刻版ホームランバー®袋詰めバニラ＆チョコ」

明治
マーブル
発売当初の
パッケージ。
1本30円だった

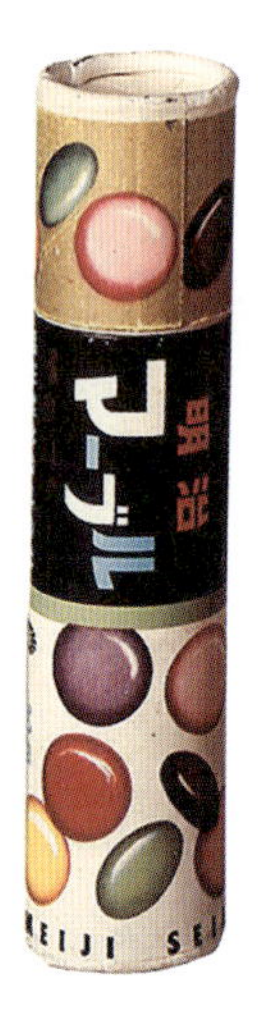

3 30年、名糖が日本初の□□□□□□□□□、ホームランバーを、35年には「当たりが出たらもう1本」の当たりつきを発売。ポスターに長嶋茂雄(ながしましげお)を採用し大人気に。

□□□□□□□□□

4 「マーブルマーブル……♪」のCMでおなじみの明治のマーブルチョコレートは36年に登場。38年から□□□□□のシールが入ってさらに大人気に。

□□□□□

写真提供／明治製菓（現・明治）、不二家、協同乳業、森永製菓、カルビー、ライオン菓子、江崎グリコ

答え
1ウ 2キ 3ア 4オ 5カ 6エ 7イ 8ク

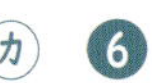

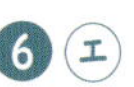

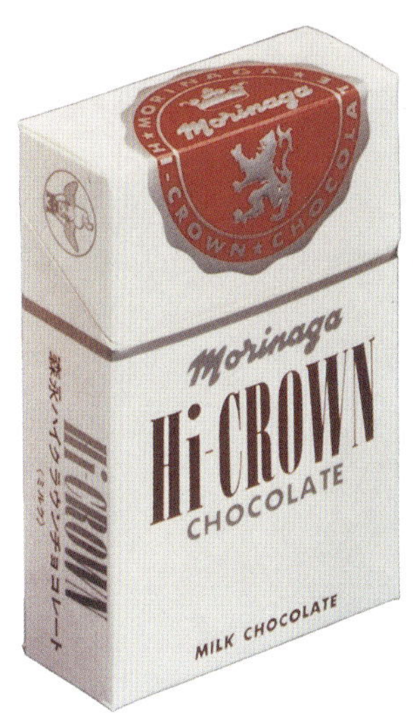

1箱70円。ミルク、ナッツ、クランチの3種があった

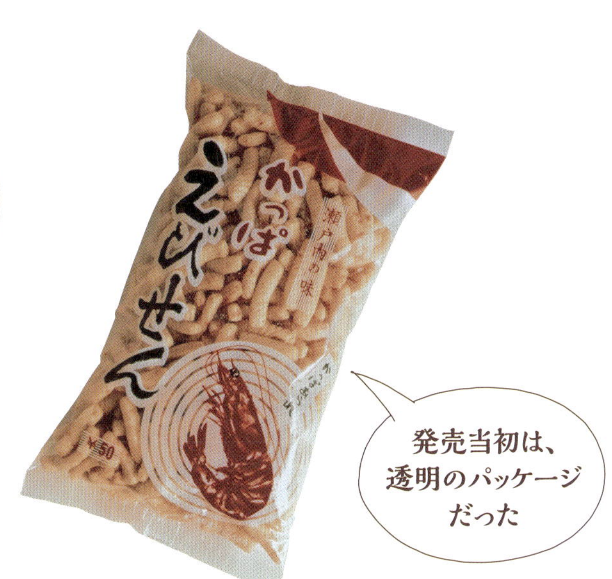

発売当初は、透明のパッケージだった

❺ 39年に登場した森永ハイクラウンチョコレートは、高級感ある□□□のパッケージ。高級外国たばこをヒントにしたデザインが新鮮で、一躍ブームに。

❻ カルビーが39年に発売したのは小麦とえびで作った□□□□□□、かっぱえびせん。「やめられない、とまらない♪」のキャッチフレーズも当初から使われていた。

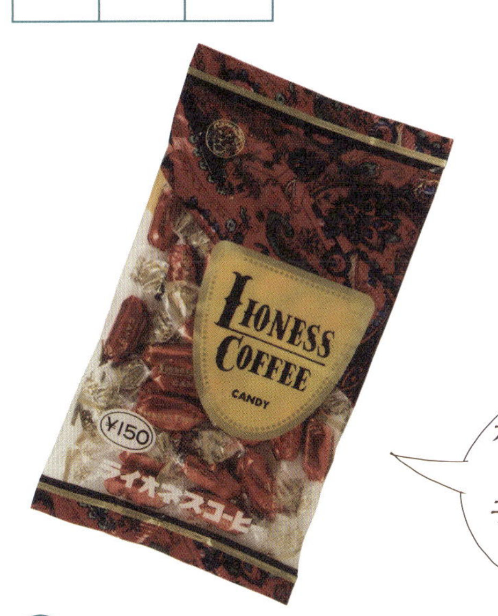

本場のコーヒーの味と歌われ、子どもも大人気分を楽しんだ

当初は1箱60円

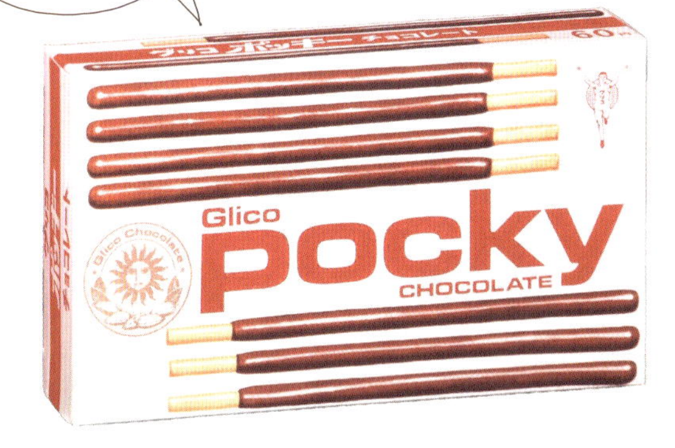

❼ CMソングが口をつく、ライオネスコーヒーキャンディーは、39年発売。CMソングを歌ったのは□□□□。「パンシロンでパンパンパン」なども歌っている。

❽ 41年に登場したのはグリコのポッキー。世界初の棒状チョコレート菓子で、□□□つきのアイデアは画期的だった。

リスト

㋐ アイスクリームバー　㋑ 天地総子（あまちふさこ）　㋒ サイコロ　㋓ スナック菓子（がし）　㋔ 鉄腕（てつわん）アトム
㋕ 箱入り（はこい）　㋖ ペコちゃん　㋗ 持ち手（もて）

食卓を変えたヒット食品と飲料

当てはまる言葉をリストから選んで書きましょう。

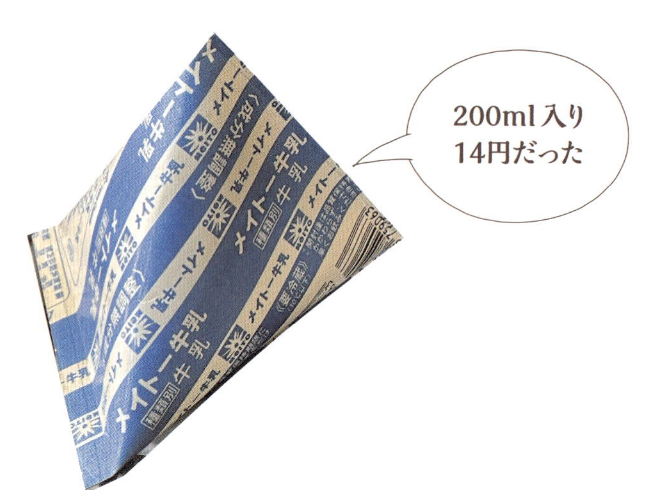

200ml入り
14円だった

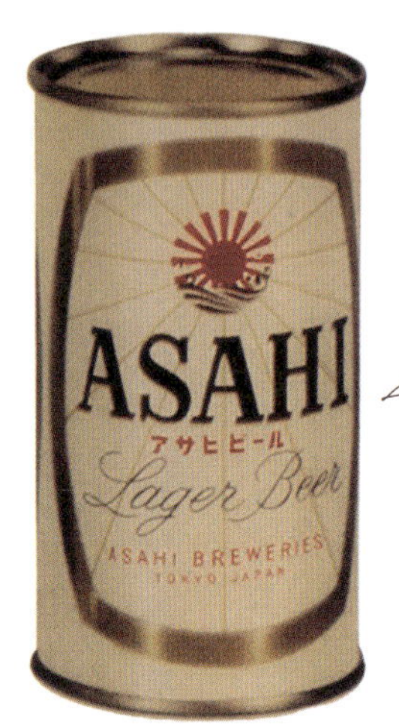

350mlで
75円だった

① 32年、協同乳業がいち早く□□□□□□入り牛乳を生産開始。びんに代わり、紙の容器が一般化するのは37年ころ。

□□□□□□

② 33年、日本初の缶ビール、アサヒ□□□□が登場。びんより早く冷えて冷蔵庫にも入れやすいと売り出した。缶切りで2か所に穴を開けて注いだ。

□□□□

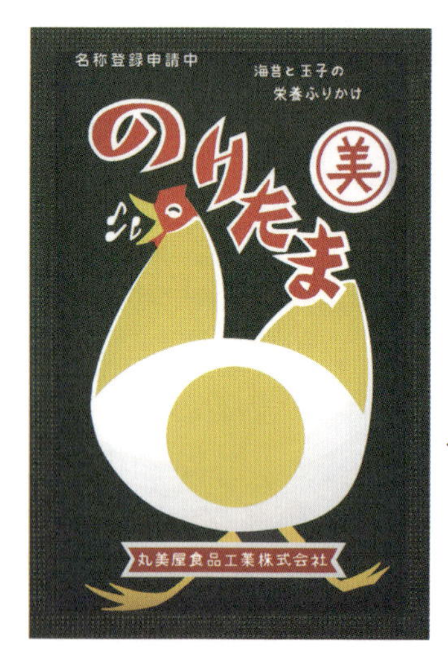

20gで30円と
高価だった

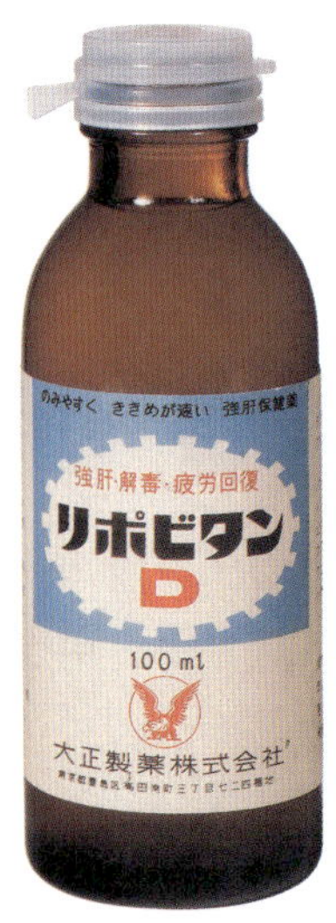

ふたは
ポリエチレン製
だった

③ 35年、旅館の朝ごはんをヒントに生まれた丸美屋ののりたま。39年に□□□□□のシールをおまけにしたところ売り上げが14倍になったという。

□□□□□

④ 37年、大正製薬からリポビタンD発売。ビール大びん115円の時代に150円と高価だったが、「□□□□でいこう！」という王貞治(おうさだはる)のCMもあり、大ヒット。

□□□□

写真提供／協同乳業、アサヒグループホールディングス、丸美屋食品工業、大正製薬、大関、大塚食品、雪印メグミルク、UCC上島珈琲

答え ①カ ②エ ③ア ④キ ⑤オ ⑥ク ⑦イ ⑧ウ

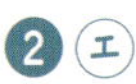 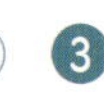 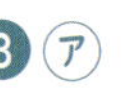  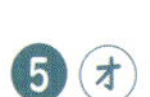 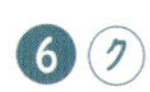  

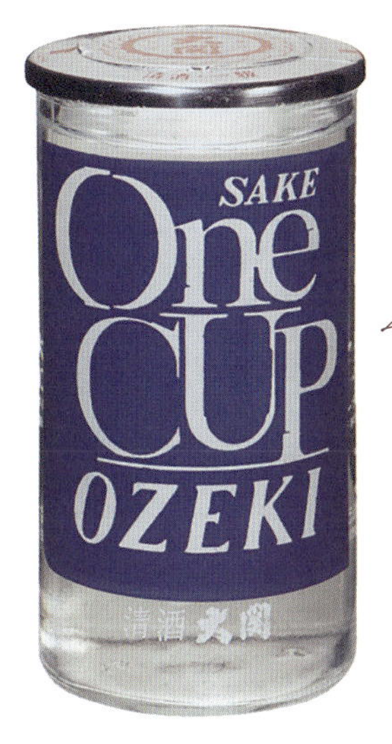

若者をターゲットにしたさわやかなデザイン

「ワンカップ」は大関株式会社の登録商標です

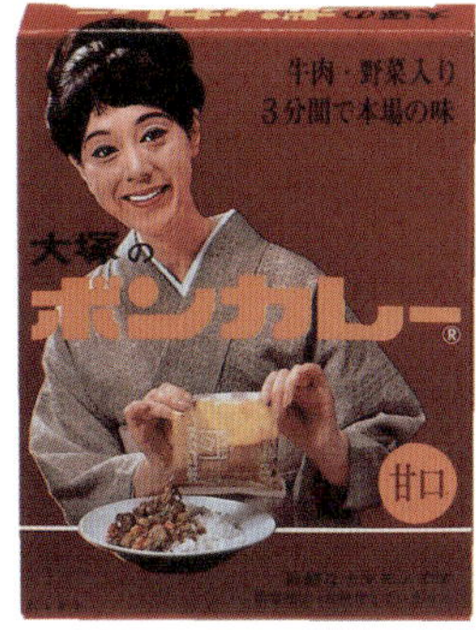

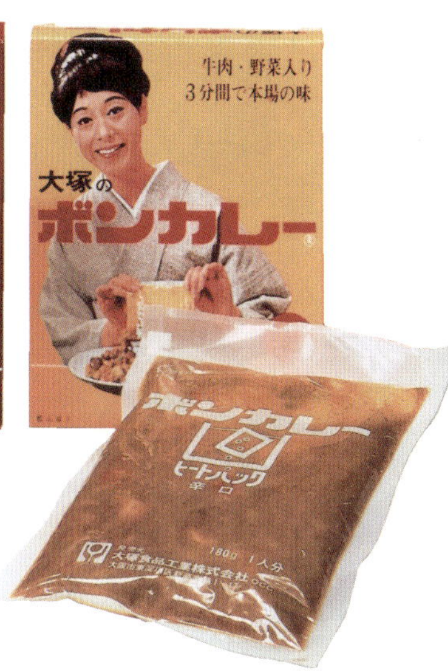

最初は阪神地区限定発売だった

5 39年、初のカップ入りの清酒、ワンカップ大関が登場。手軽に飲んでほしいと開発され、42年には専用□□□□□も導入され売り上げを伸ばした。

6 □□□□□□の先駆けとなるボンカレーは43年に80円で登場。贅沢な牛肉100%も話題になった。

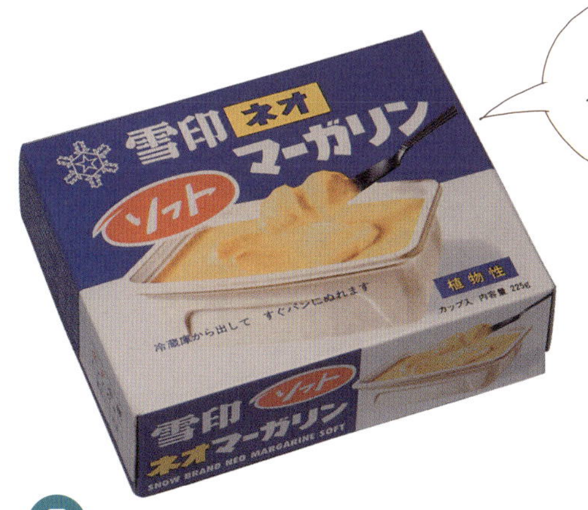

225gで120円だった

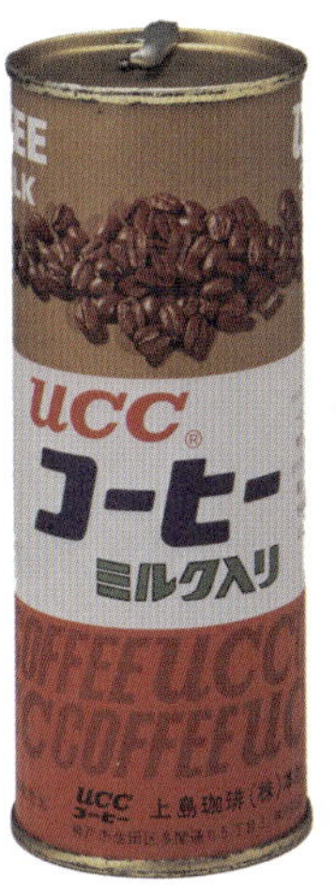

当時の喫茶店のコーヒーとほぼ同じ70円だった

7 「冷蔵庫から出してすぐパンにぬれる！」と、43年に売り出された雪印ネオマーガリンソフト。□□□□□で発売して大ヒット。その前は紙に包んだものだった。

8 世界初の□□□□□は「UCCコーヒーミルク入り」の名で44年に誕生。45年の大阪万博で認知度をアップ、大ヒットした。

リスト

(ア) エイトマン　(イ) カップ入り　(ウ) 缶コーヒー　(エ) ゴールド　(オ) 自動販売機

(カ) テトラパック　(キ) ファイト　(ク) レトルト食品

日用品のベストセラー誕生

当てはまる言葉をリストから選んで書きましょう。

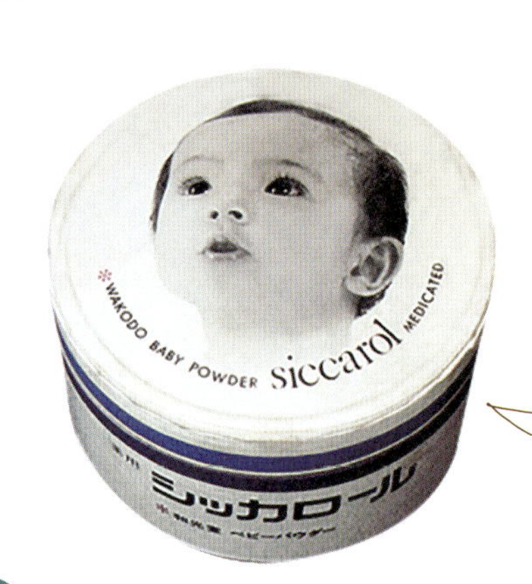

1 国内初の□□□□□□□、シッカロールは和光堂が明治39年に発売。昭和38年には清涼感のあるシッカロール・ハイを出し、売り上げがピークに。赤ちゃんの写真が目印だった。

火事の
心配の少ない
電気式で
大ヒット

2 38年にフマキラーが発売したのが、世界初の電気式蚊取り□□□。火を使わない、煙も出ない画期的な商品だった。当時の販売価格は350円。

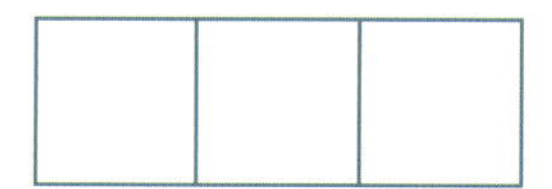

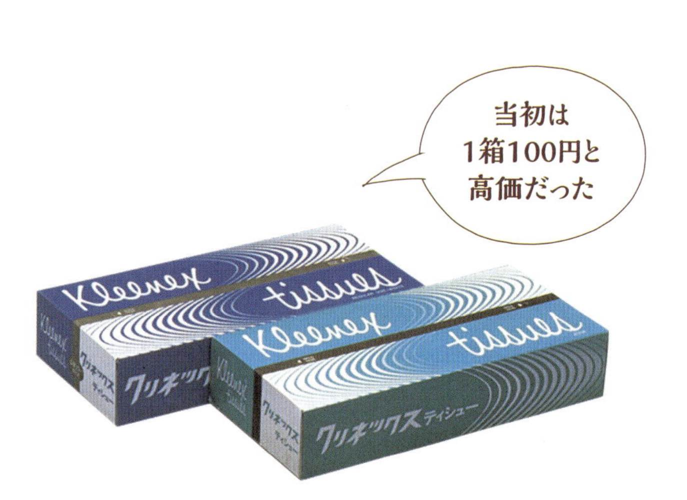

3「アメリカ生まれの新商品。使い捨てのできる□□□□」と、登場したクリネックスティシュー。39年に十條キンバリーが日本で生産を始めた。

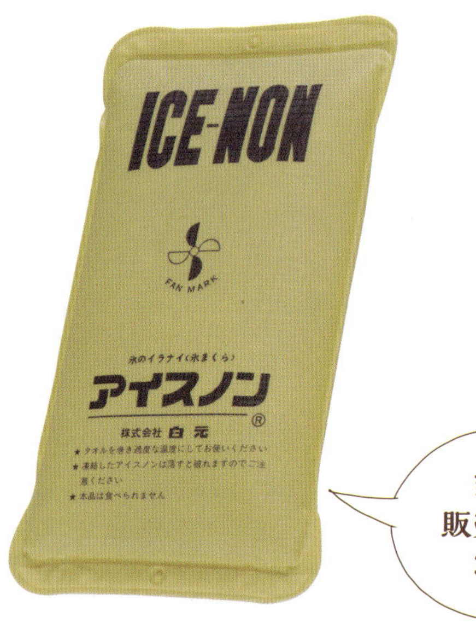

4 40年に登場したのは□□□□のある氷の要らない氷枕、アイスノン。まだエアコンが普及する前で「寝苦しい夜も快適」とのうたい文句もヒットに拍車をかけた。

写真提供／アサヒグループホールディングス、フマキラー、日本製紙クレシア、白元アース、マクセル、資生堂、ライオン、象印マホービン

 答え 1(オ) 2(カ) 3(エ) 4(キ) 5(イ) 6(ウ) 7(ク) 8(ア)

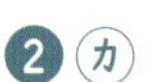  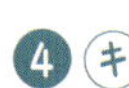     

会議などの
音声録音用だった
初期のマクセル
「C-60」

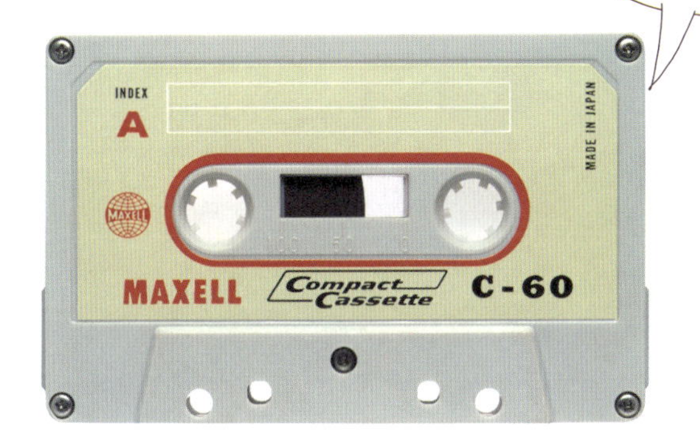

MG5
HAIR TONIC
SHISEIDO

モノクロの
デザインは
今も受け継がれて
いる

5 国産初の□□□□□□□は、会議や勉強などの音声録音用で、41年発売。その後音楽用が発売され、ラジカセの普及とともにオリジナルテープづくりも楽しまれた。

6 42年、資生堂は液体整髪料MG5のデザインを一新。総合ブランドとしてシリーズ販売をスタート。□□□□□の先駆的商品として若者に大いに支持された。

□□□□□
チューブが
初登場!

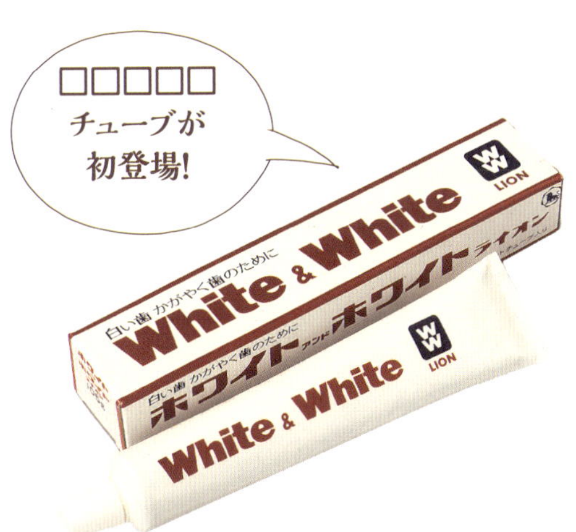

7 45年にライオン歯磨から発売された歯磨き粉、ホワイト&ホワイトは、国内初の□□□□□チューブ入り。この前は金属製だった。

プッシュボタンを
押すだけで
お湯を注げる

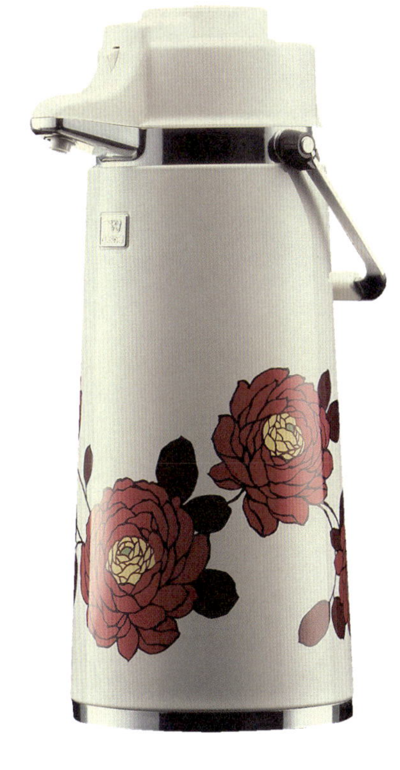

8 持ち上げたり傾けたりしなくてもいい、画期的なエアーポット□□□□は、48年に登場。

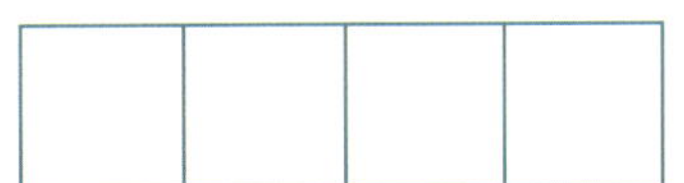

栗原小巻(くりはらこまき)と桂三枝(かつらさんし)のCMもあり、大ヒット。

リスト

ア 押(お)すだけ　イ カセットテープ　ウ 男性化粧品(だんせいけしょうひん)　エ ハンカチ　オ ベビーパウダー
カ ベープ　キ 保冷効果(ほれいこうか)　ク ラミネート

Q6
解いた日

夢中になったおもちゃ

当てはまる言葉をリストから選んで書きましょう。

「15パズル」
とも呼ぶ

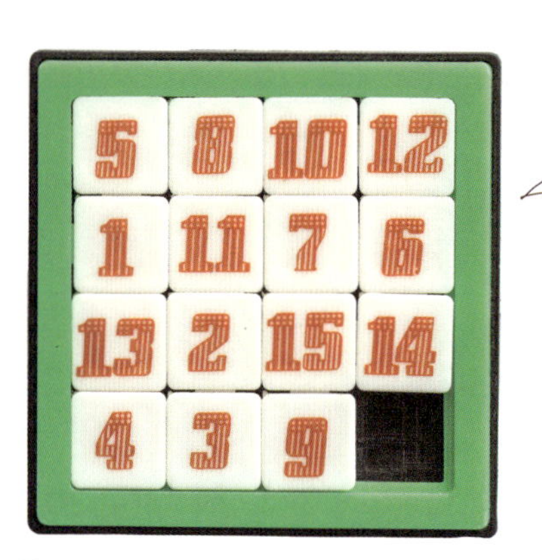

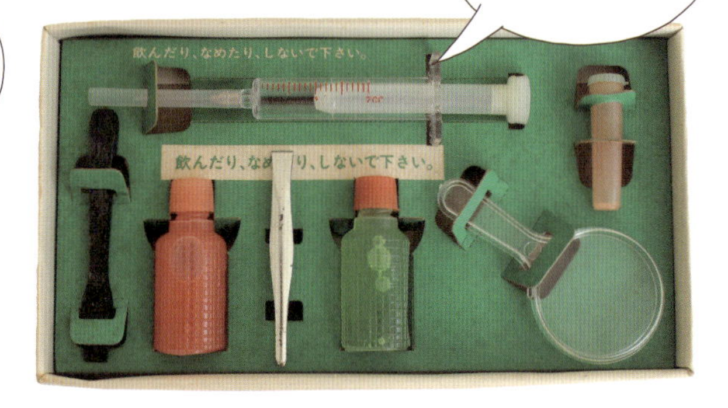

❶ 指で移動させて並び替えるパズル。絵を完成させるものもあった。

❷ 夏の楽しみのひとつが虫取りだったころ、このセットが出回って、博士気分に。

発売後9カ月で
100万台を
突破した

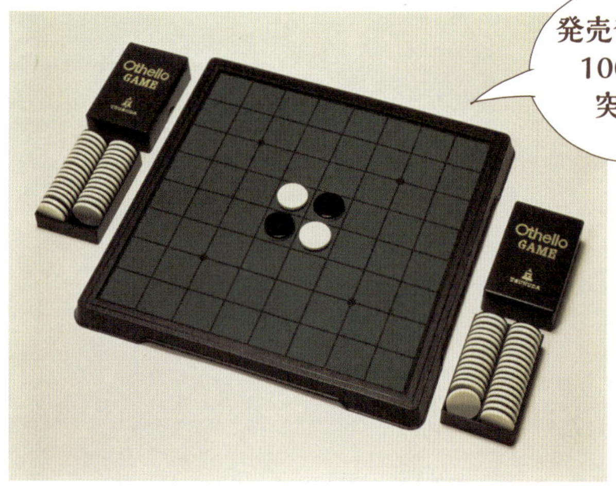

❸ 48年に発売され、瞬く間に普及。52年に第1回世界大会が開催されたほど、夢中になる人が続出した。

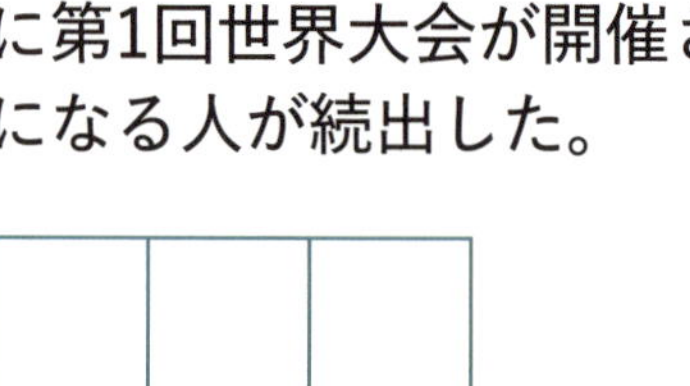

49年に
発売され、
翌年には
海外へ進出

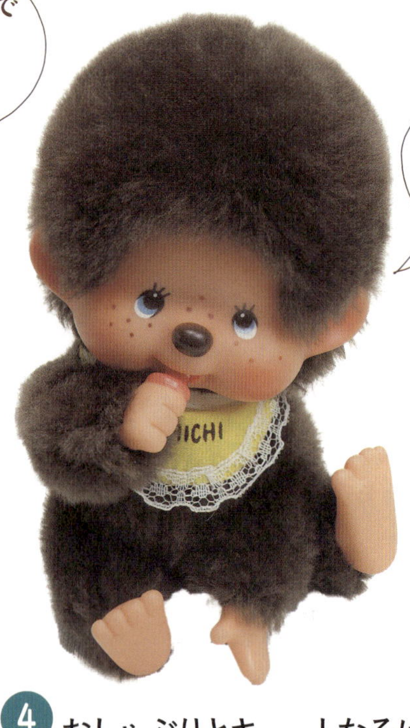

❹ おしゃぶりとキュートなそばかすがトレードマーク。ぬいぐるみにソフトビニール製の顔が新鮮で、大ヒット!

リスト

㋐ オセロ　㋑ 昆虫採集（こんちゅうさいしゅう）セット
㋒ スライドパズル　㋓ モンチッチ

写真提供／TM&cOthello,Co.and MegaHouse、©Sekiguchi、PIXTA

答え ❶ ㋒ ❷ ㋑ ❸ ㋐ ❹ ㋓

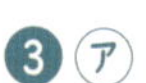

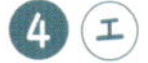

＊年は、とくに記載がないものは、すべて昭和です。

2章

昭和のニュース間違い探し①

昭和の出来事を間違い探しにしました。
間違いには、少しのズレや大きさの違いなども含まれます。
よ～く見比べて、間違いを探し出しましょう。

皇太子ご成婚

間違い 8 か所

▶答えは 120 ページ

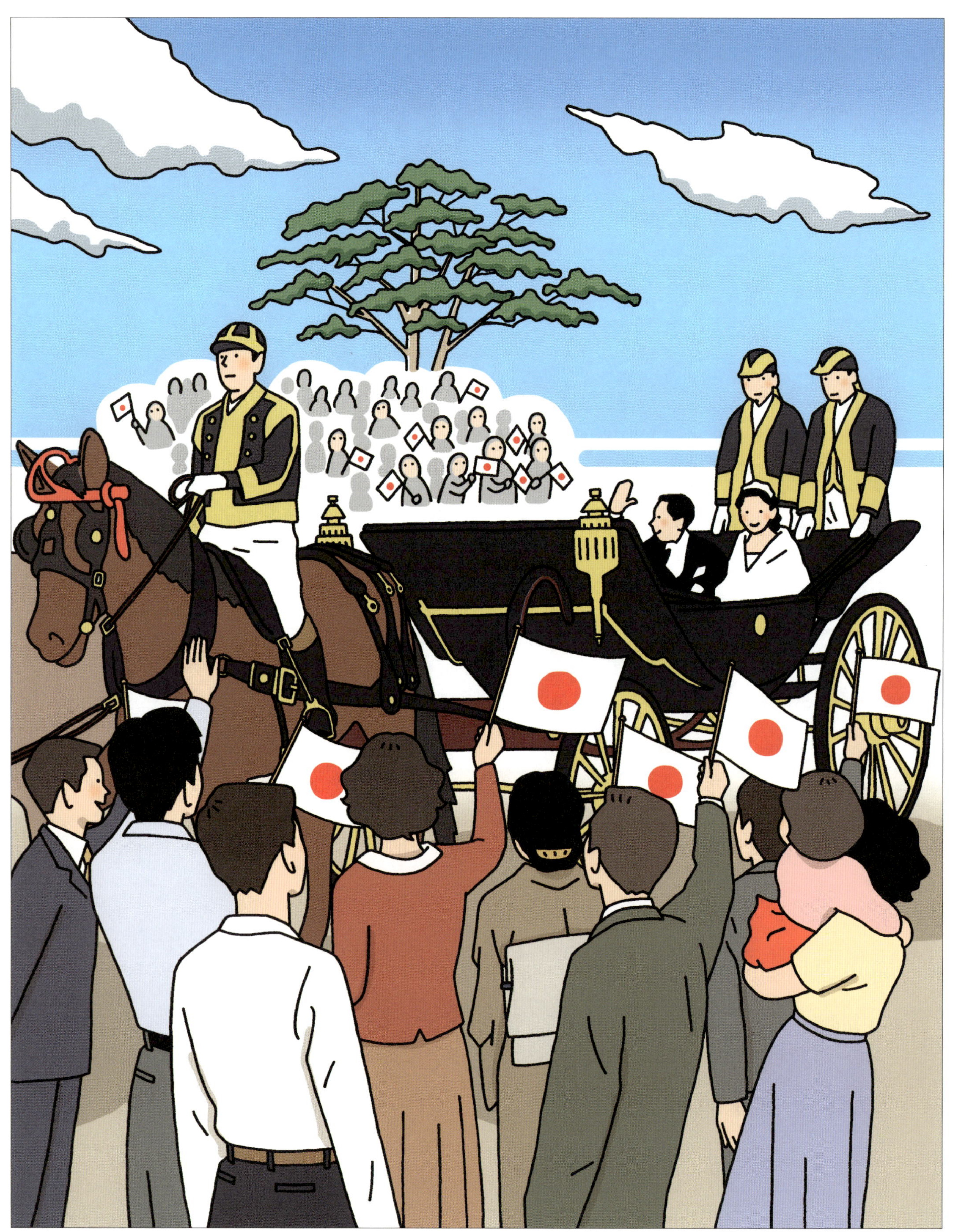

34 年、皇太子明仁親王が正田美智子さんとご成婚。4 月 10 日にはパレードが行われ、53 万人が沿道で祝いました。各局が中継することとなり、テレビの普及が加速。ご成婚直前には、受信契約数は前年の 2 倍の 200 万件になっていたといいます。

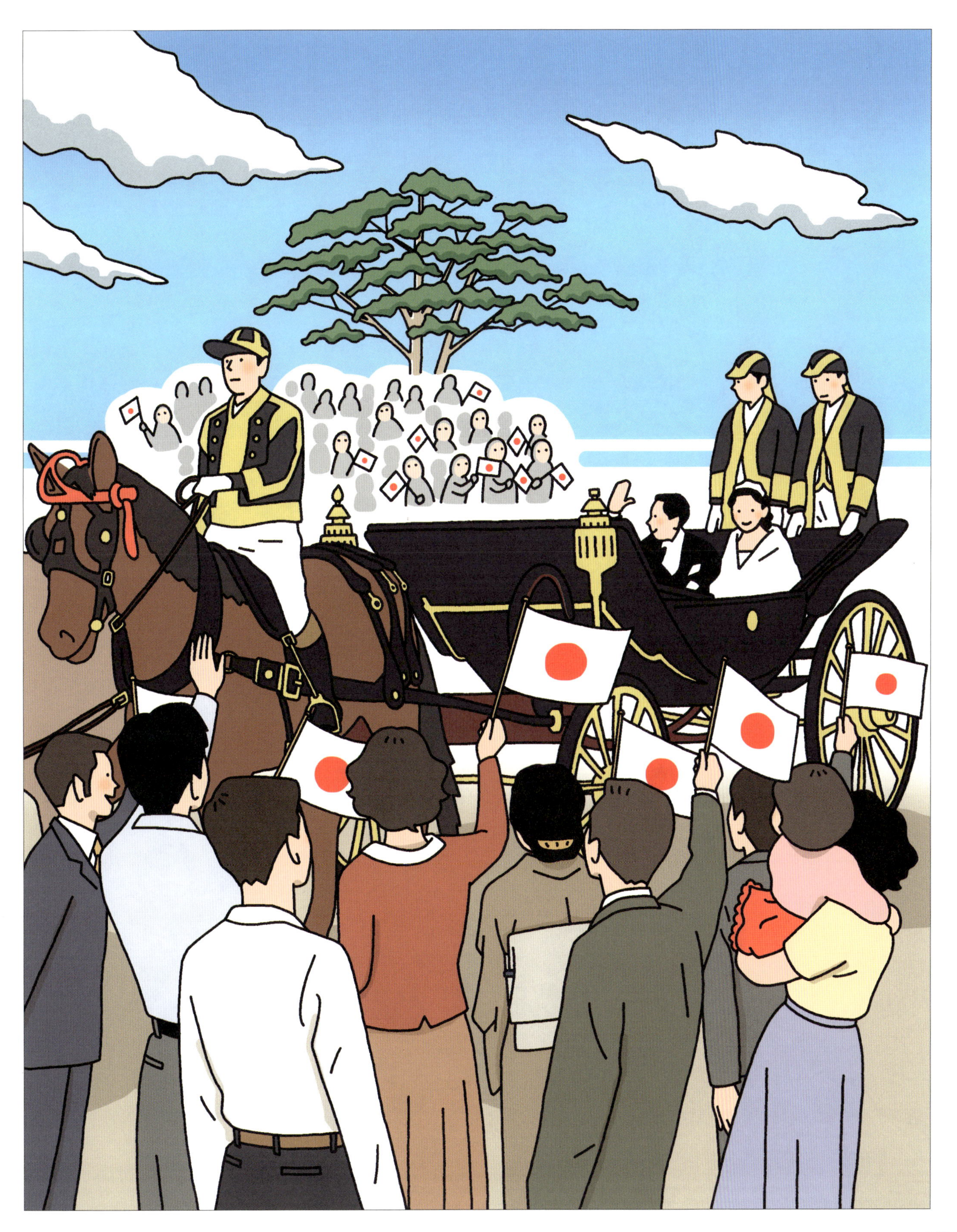

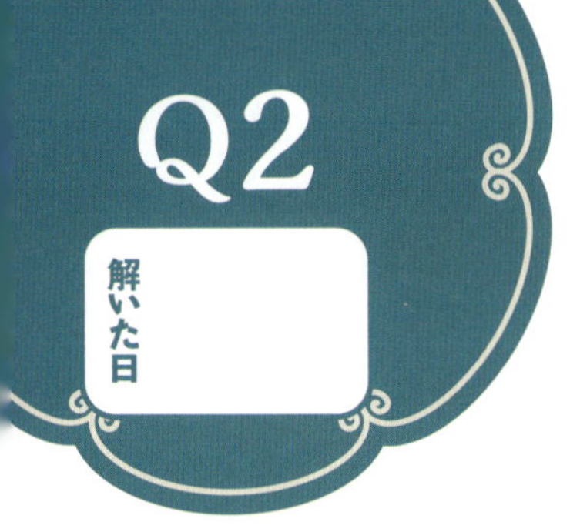

フラフープ大流行

間違い **8** か所　▶答えは 120 ページ

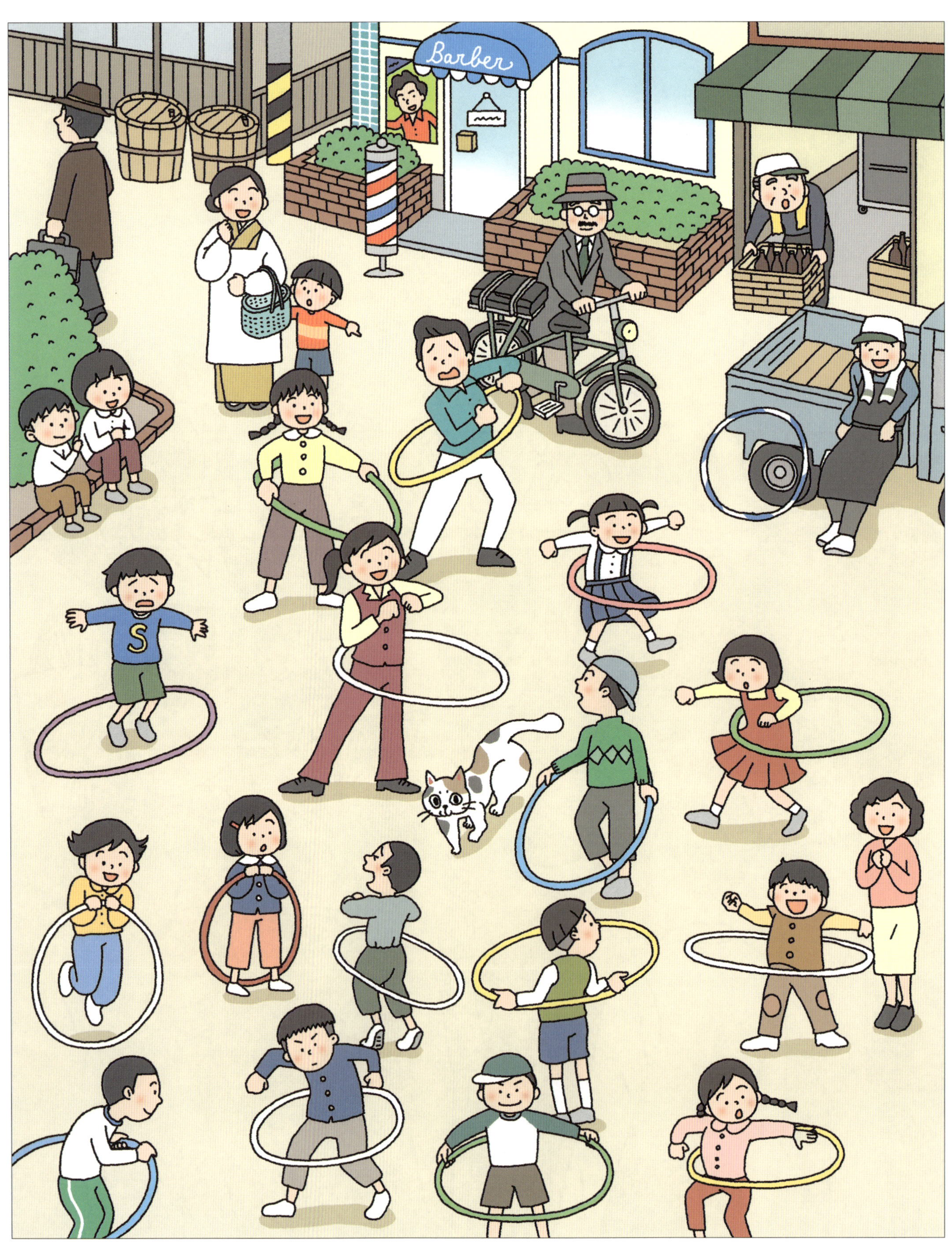

33年秋、アメリカで大流行したフラフープが日本上陸。店頭に行列ができるほどの大ブームとなり、瞬く間に400万本を売り上げたとか。大人も子どもも夢中になって回す姿が、町のそこかしこで見られました。

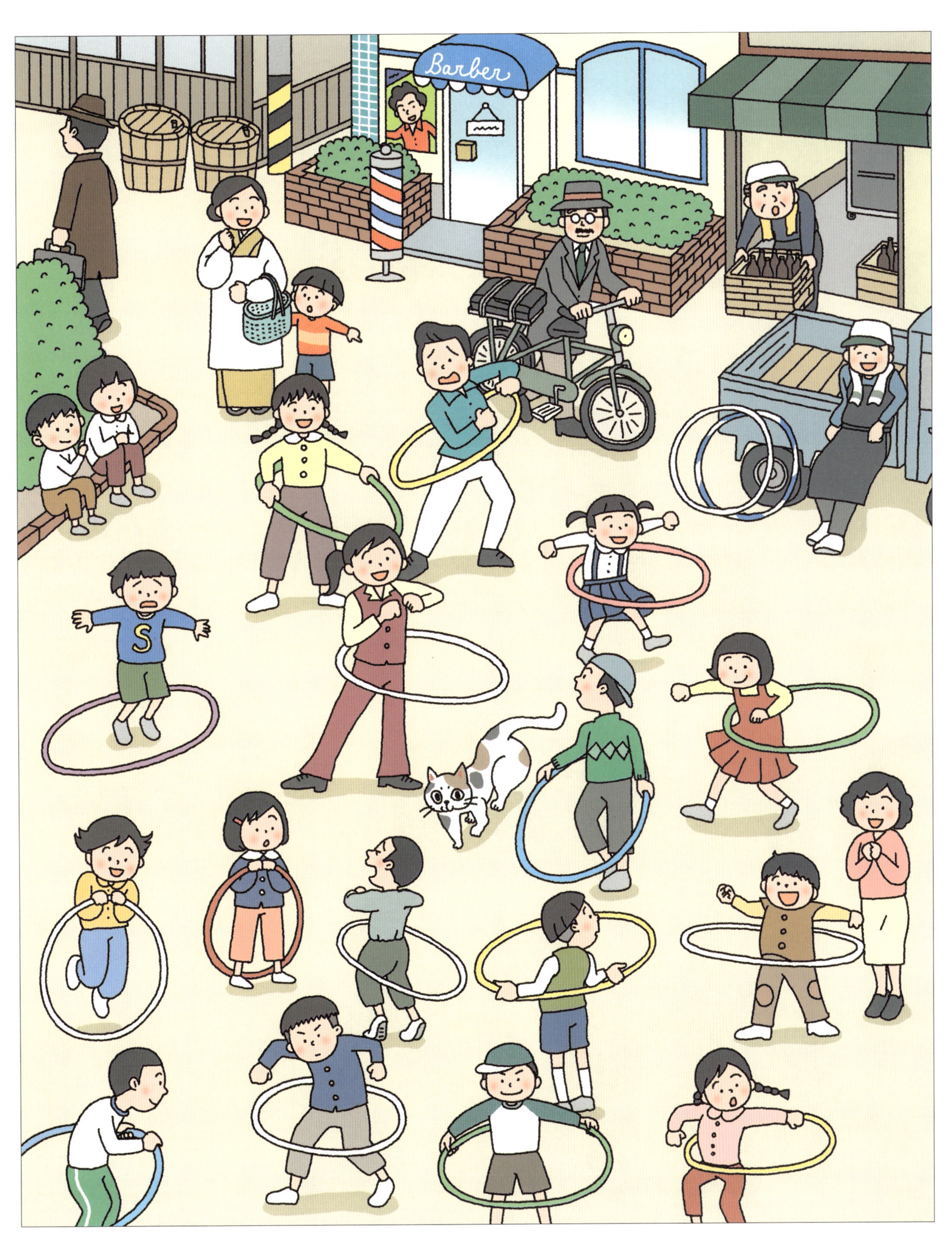

東京オリンピック開催

間違い 5 か所 ▶答えは 120 ページ

39 年 10 月 10 ～ 24 日、第 18 回夏季オリンピック東京大会開催。34 年に 23% ほどだったテレビの普及率を 87% 強にまで押し上げ、多くの人が家族やご近所さんと茶の間で応援しました。

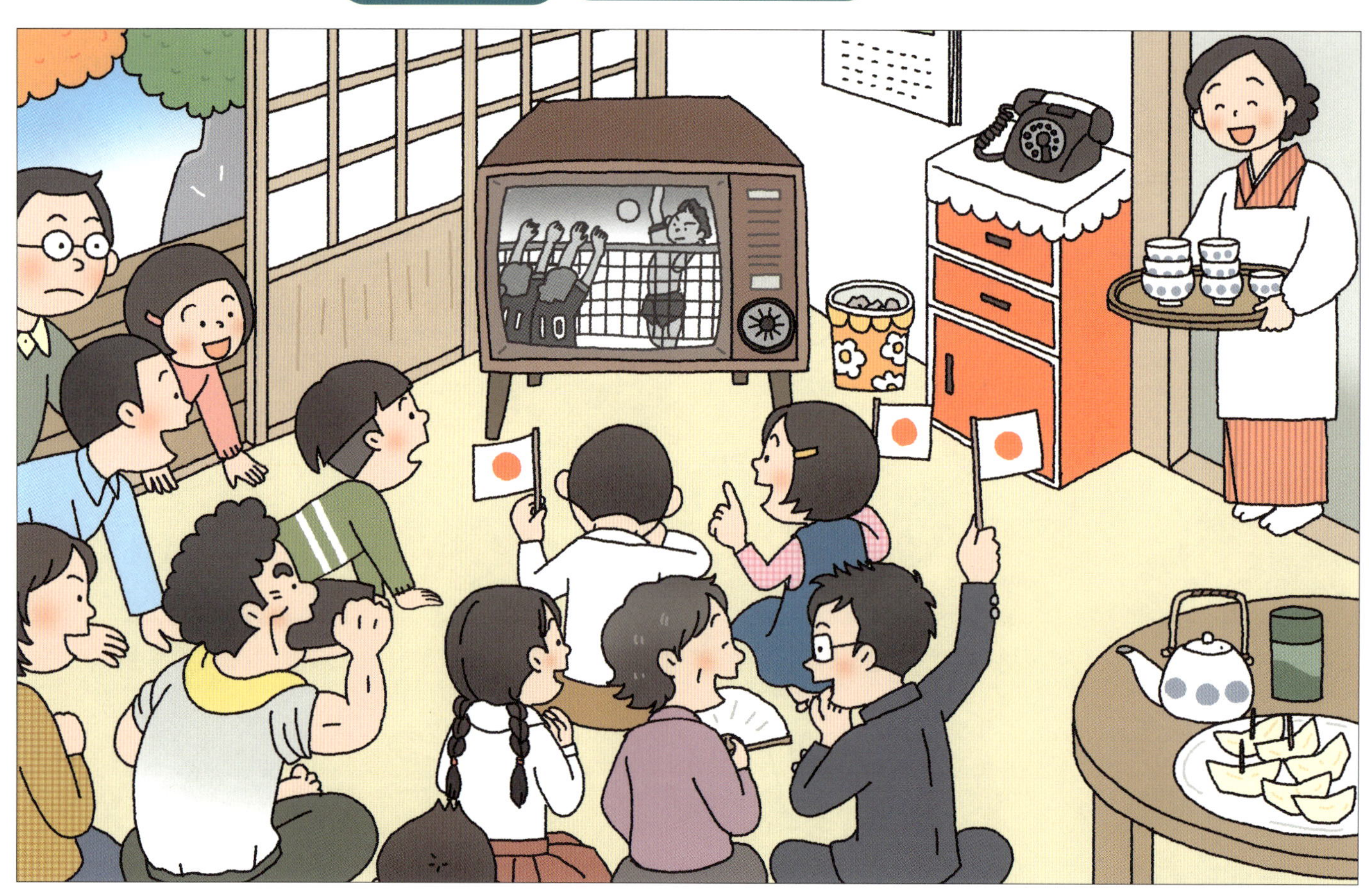

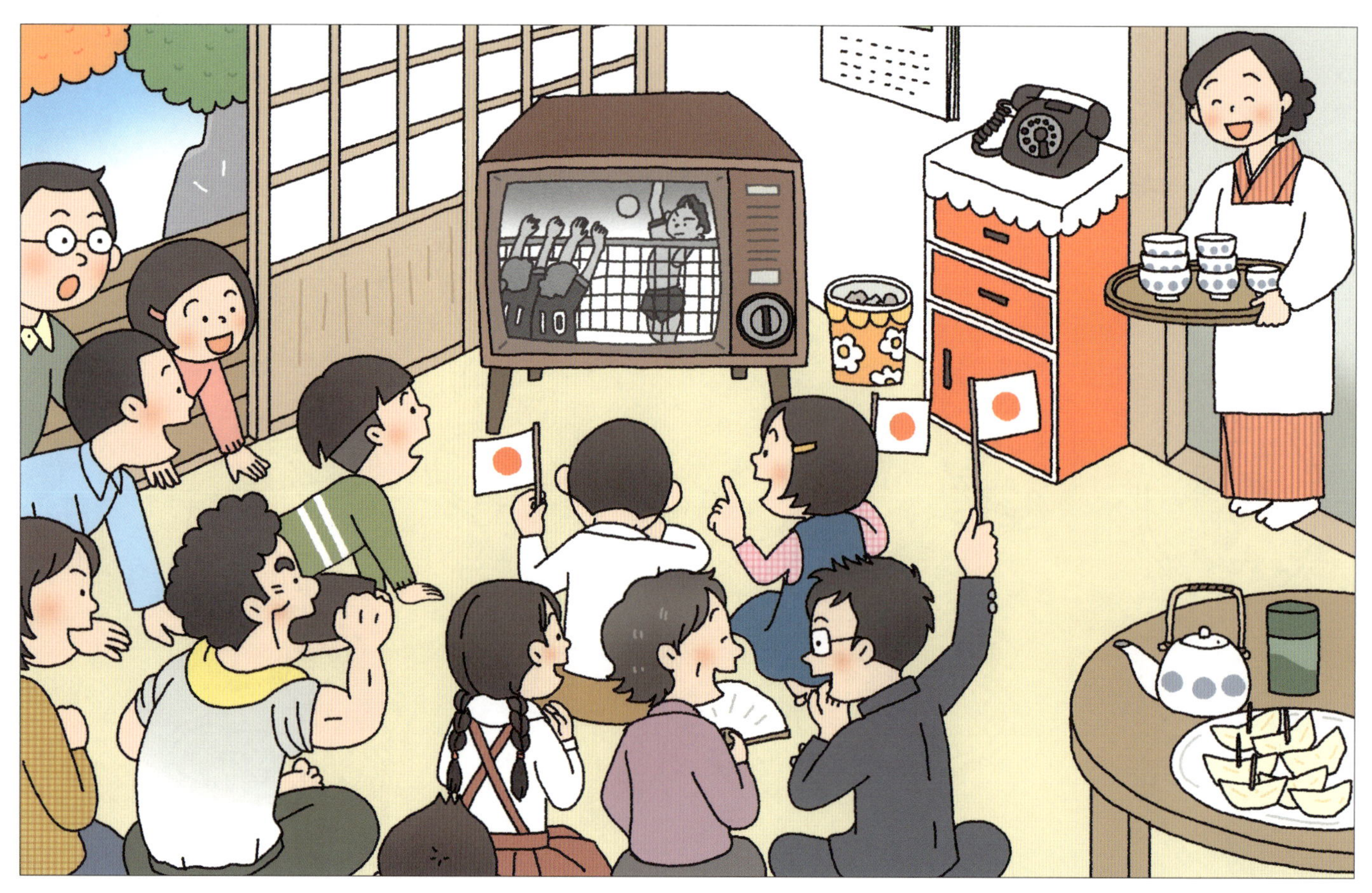

ザ・ビートルズ来日

間違い 5 か所 ▶答えは 120 ページ

41 年 6 月 29 日早朝、羽田（はねだ）空港に降り立ったザ・ビートルズ。日本武道館で 3 日間、11 曲 35 分程度の公演を 5 回行いました。連日 1 万人のファンがつめかけ、演奏に熱狂しました。

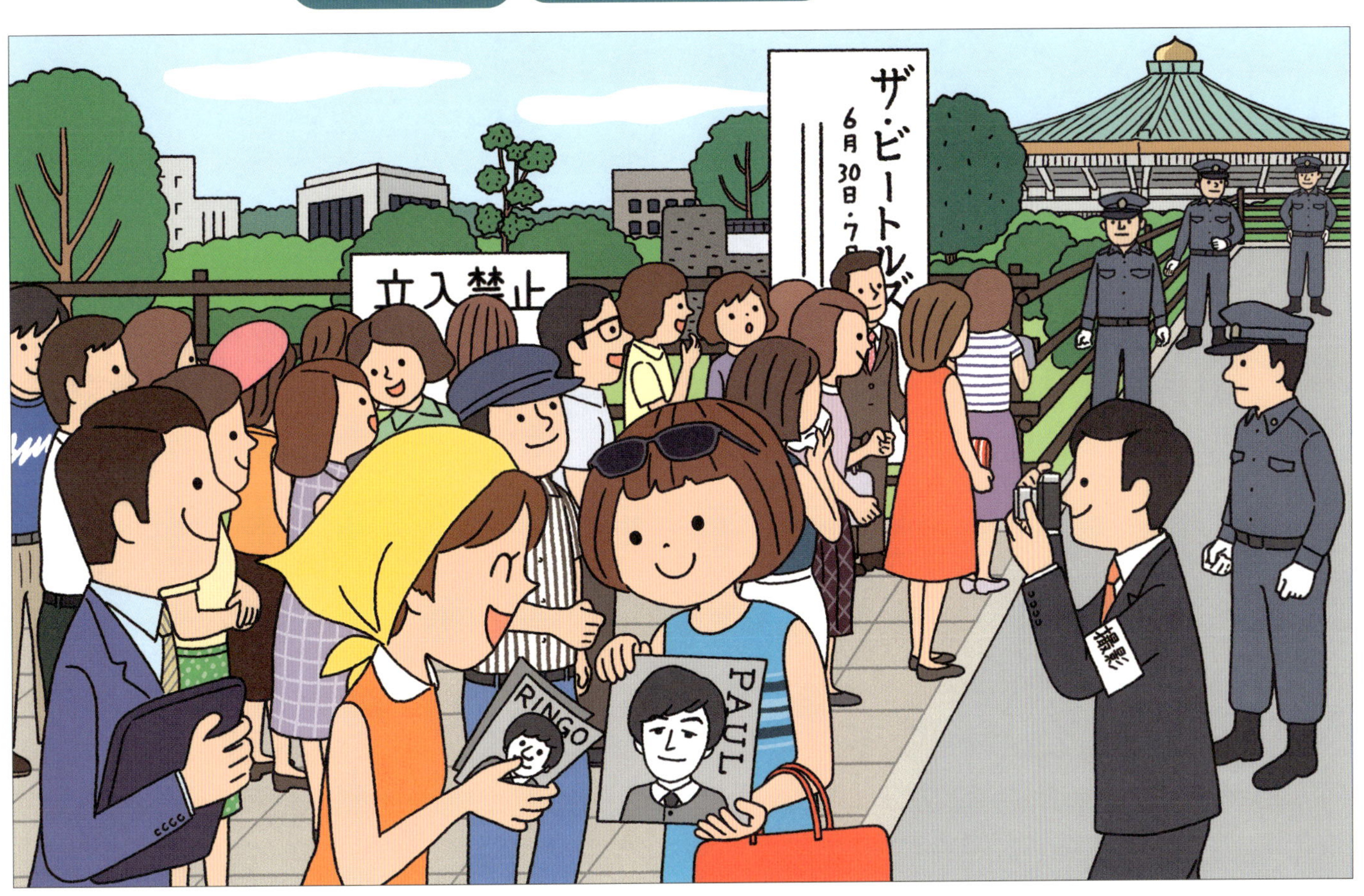

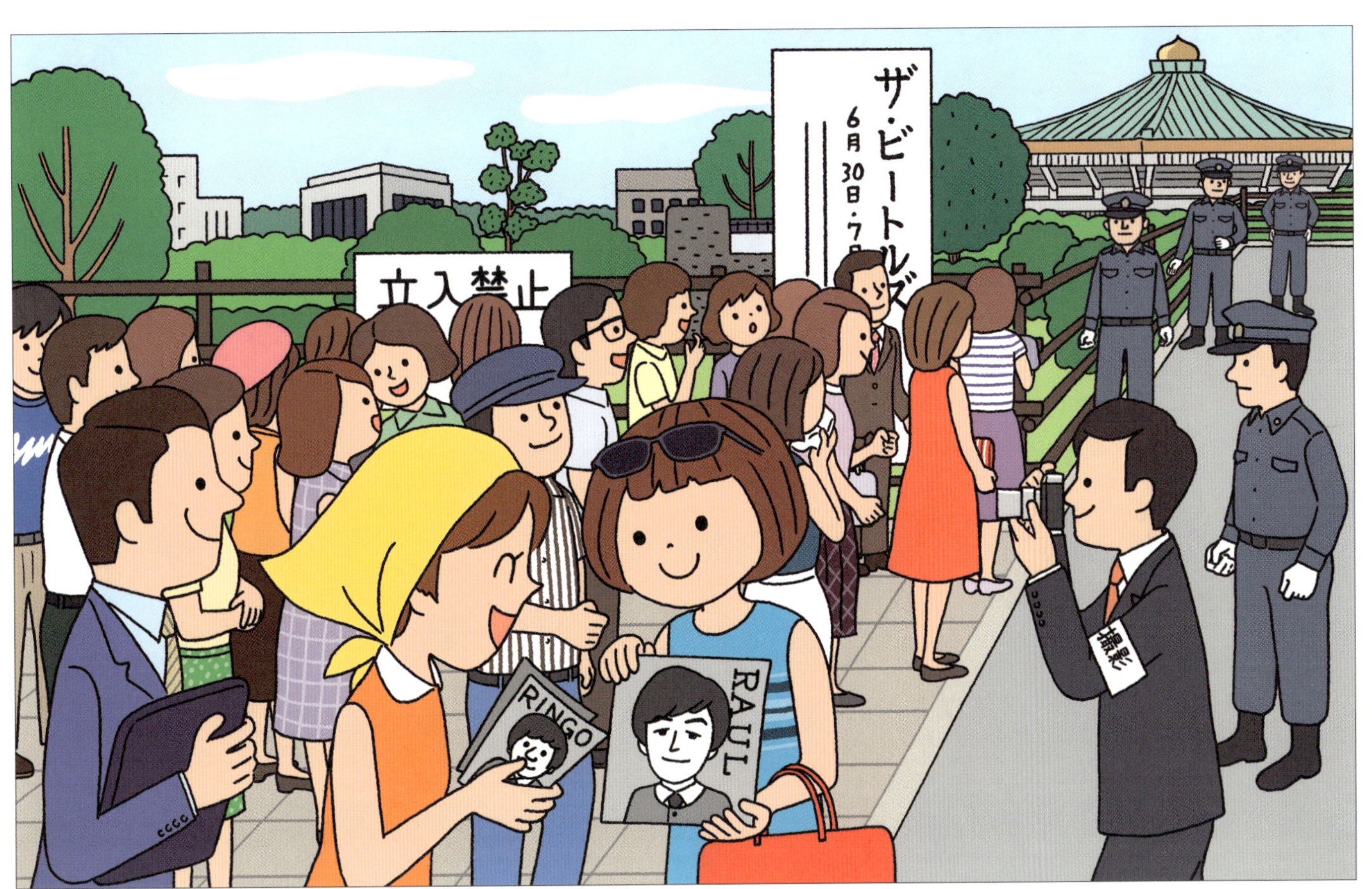

ミニスカート大流行

間違い 8 か所 ▶答えは 121 ページ

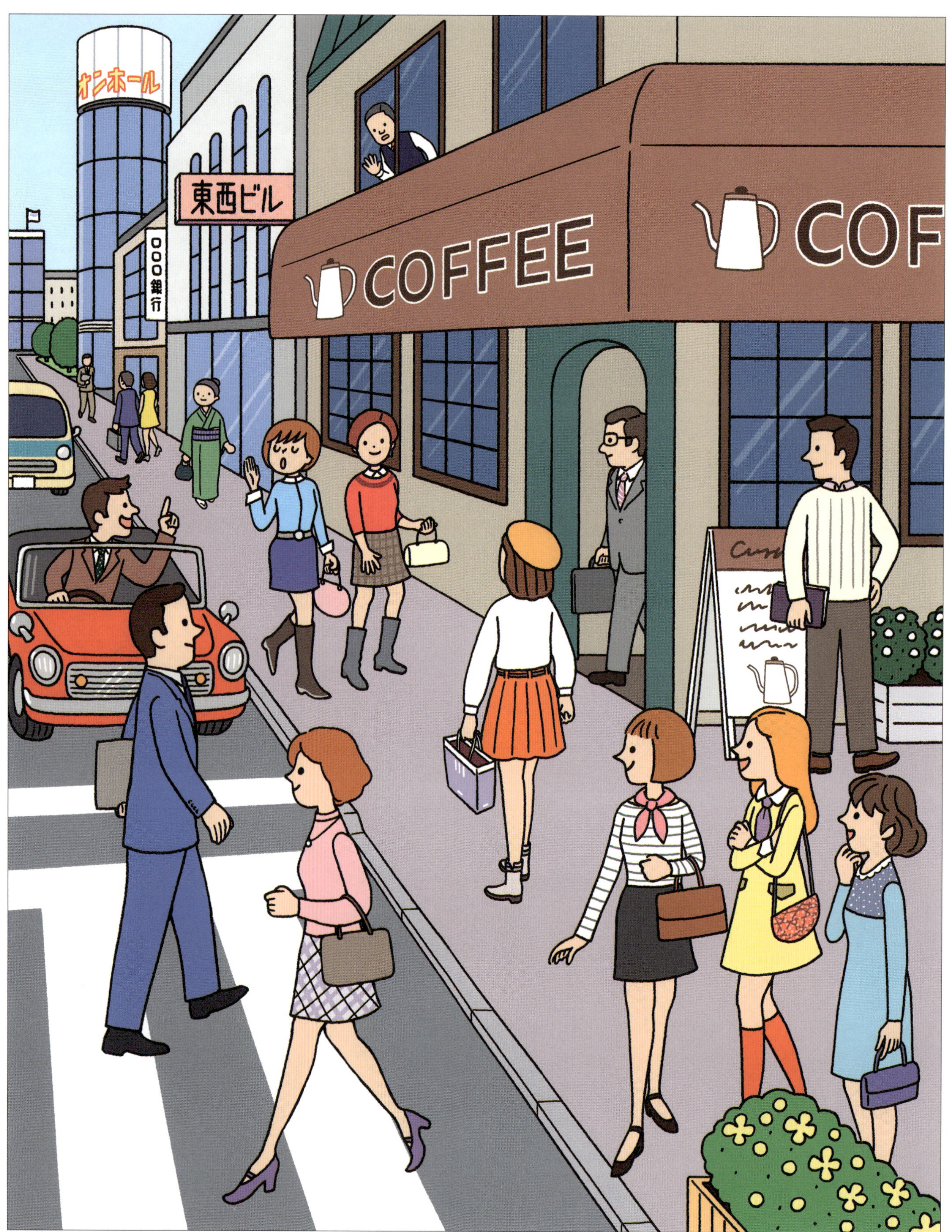

42 年 10 月 18 日、「ミニスカートの女王」と呼ばれたイギリスのモデル、ツイッギーが来日。記者会見では膝上 30cm の超ミニスカートで登場し、人々を魅了しました。瞬く間にブームが起こり、世の女性たちもミニスカートで闊歩。女性解放の波も感じさせるものでした。

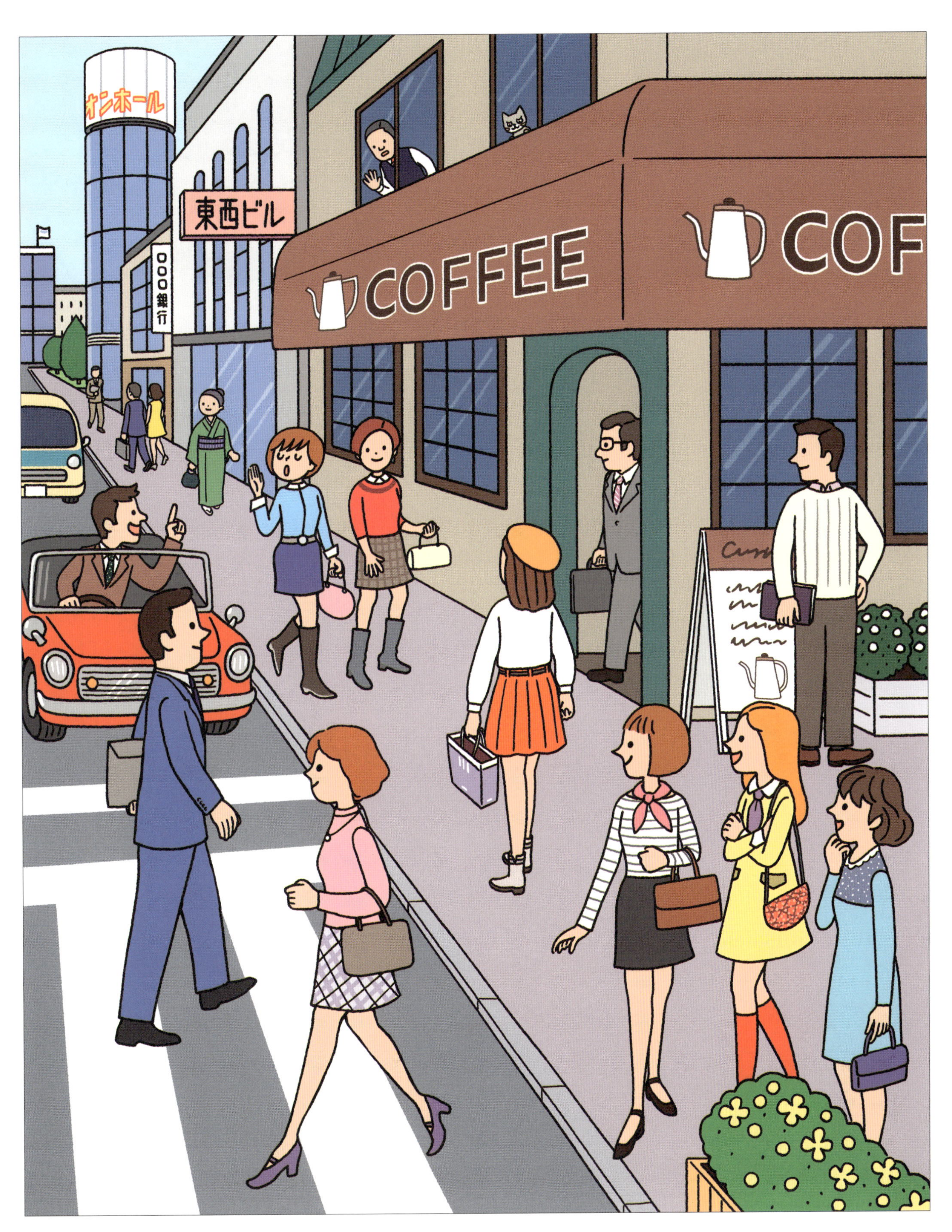

大阪万博開催

間違い10か所 ▶答えは 121 ページ

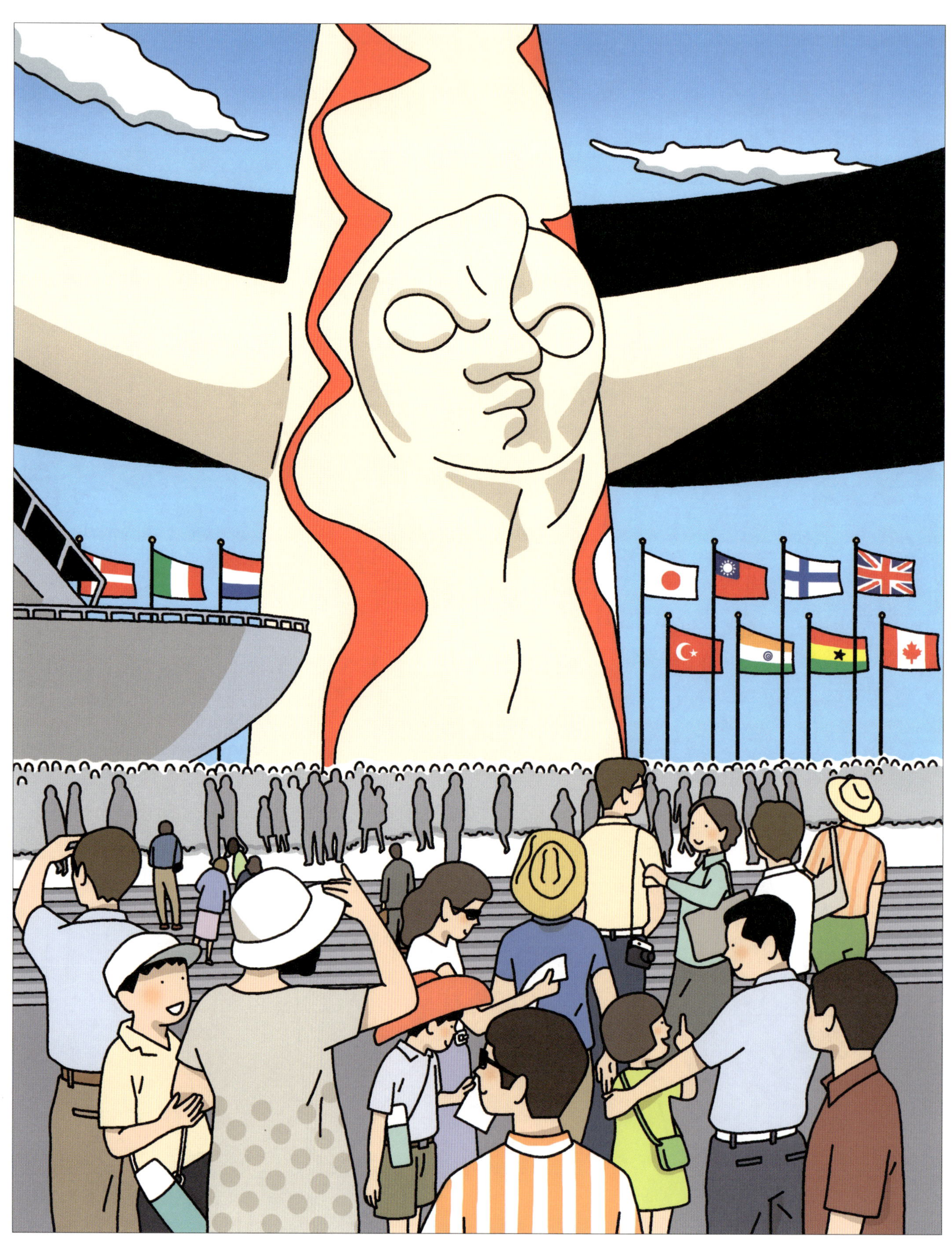

45年3月15日、大阪の千里(せんり)で日本万国博覧会が開幕。レジャーブームも手伝い、閉幕の9月13日までに約6420万人が入場しました。シンボルは、テーマ館の中心の高さ約70mもの太陽の塔。アポロ12号が持ち帰った月の石を展示したアメリカ館は行列が絶えませんでした。

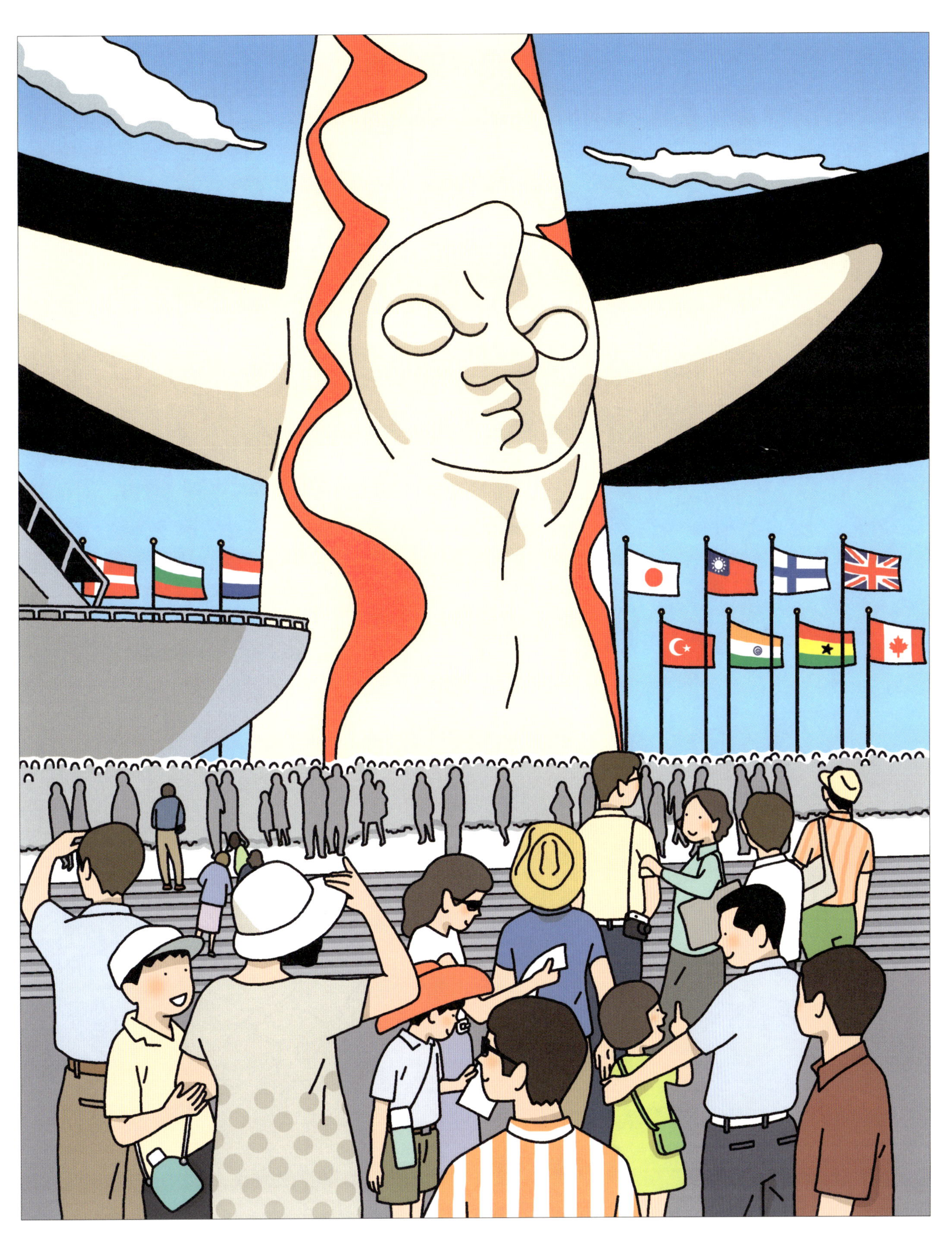

歩行者天国スタート

間違い10か所 ▶答えは 121 ページ

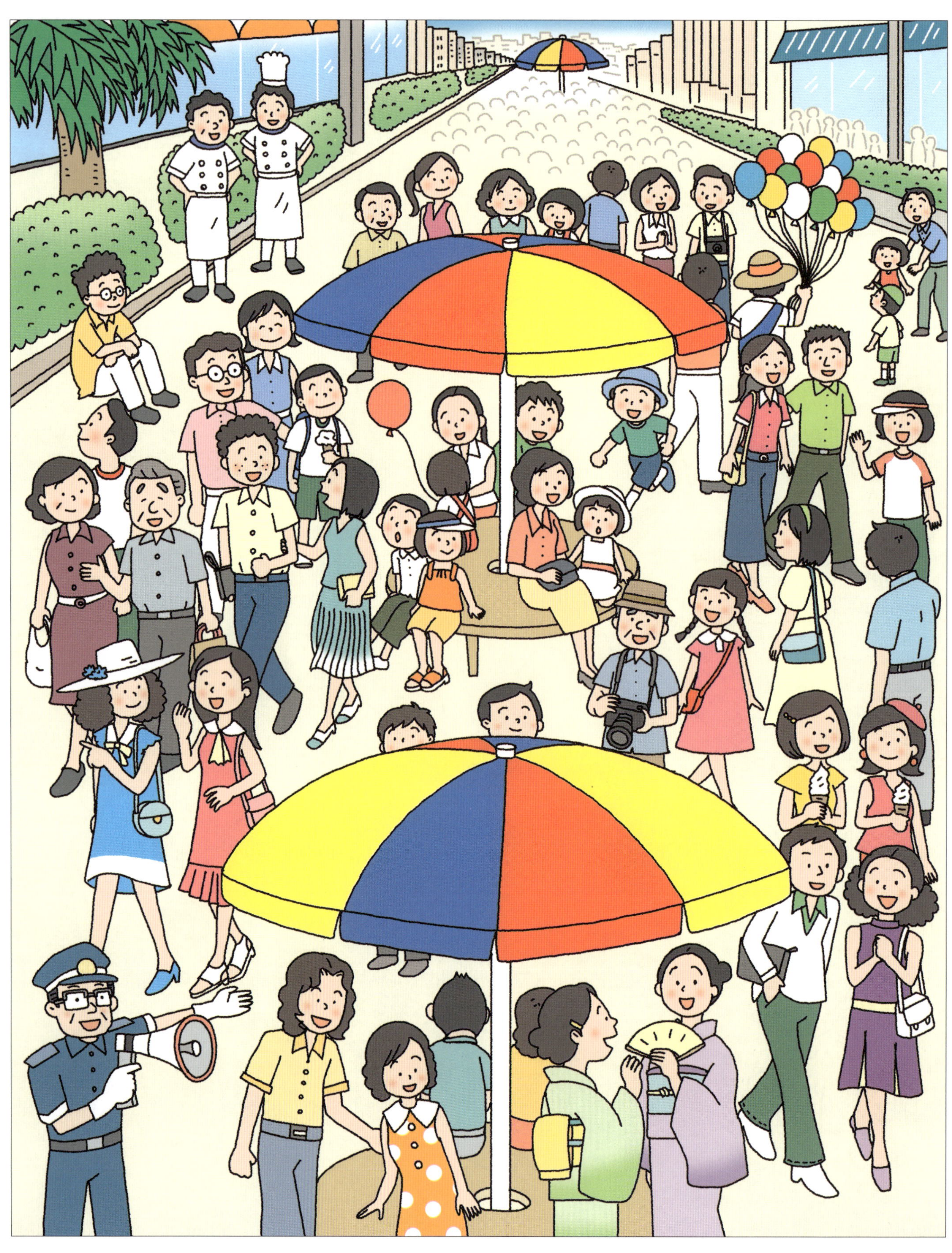

高度経済成長を果たしたことで生まれた自動車の急増や環境問題への対策として、45 年 8 月 2 日、東京の銀座、新宿、池袋、浅草で歩行者天国がスタート。銀座では、いつもの休日の 10 倍ともなる 23 万人の人出で大賑わいを見せました。

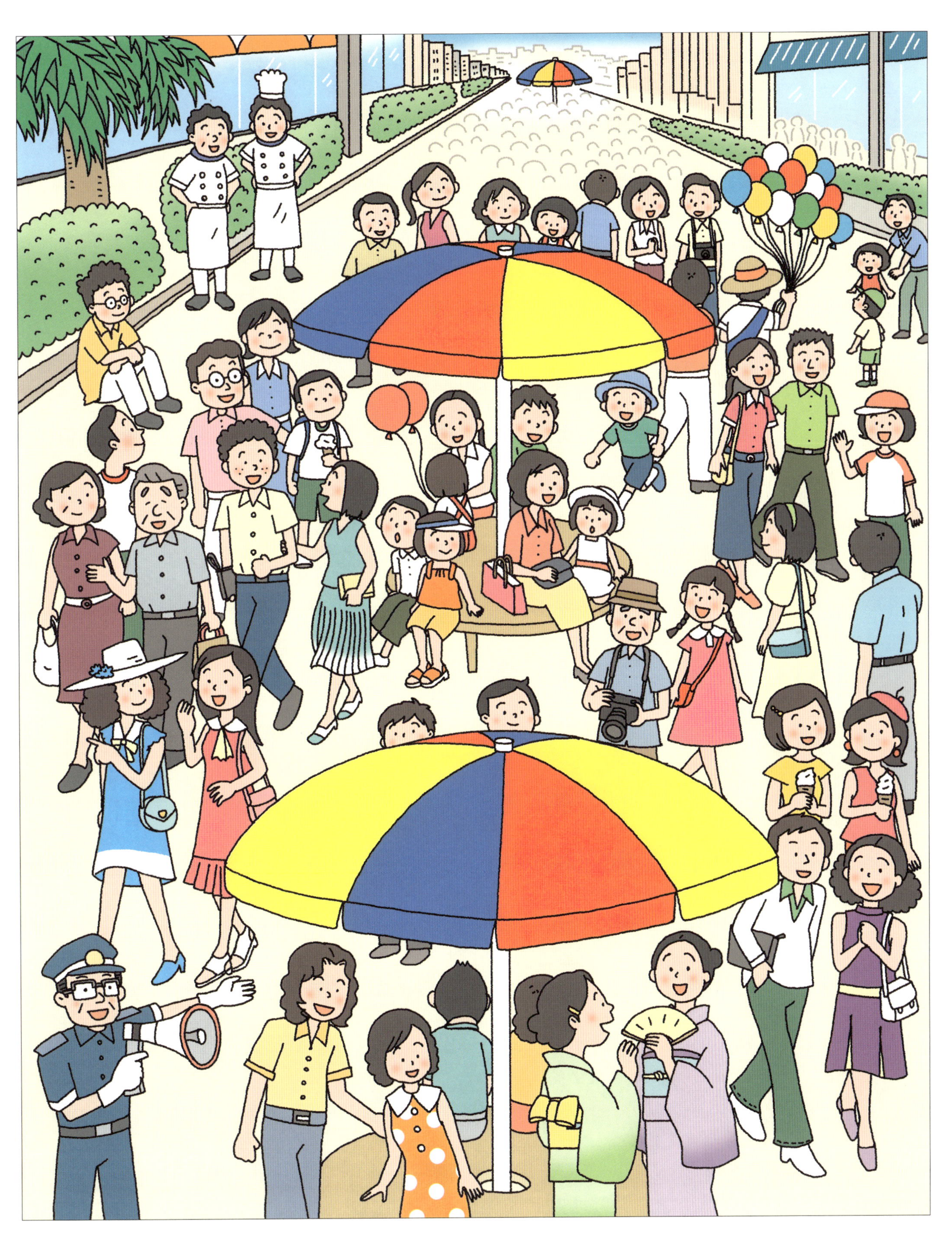

ボウリングブーム

間違い 7 か所

▶答えは 122 ページ

46 年ころ、日本中に沸き起こった大ブーム。須田開代子（すだかよこ）、中山律子（なかやまりつこ）などのプロボウラーの活躍も華々しく、最盛期には全国で 4000 近くのボウリング場があったともいわれます。

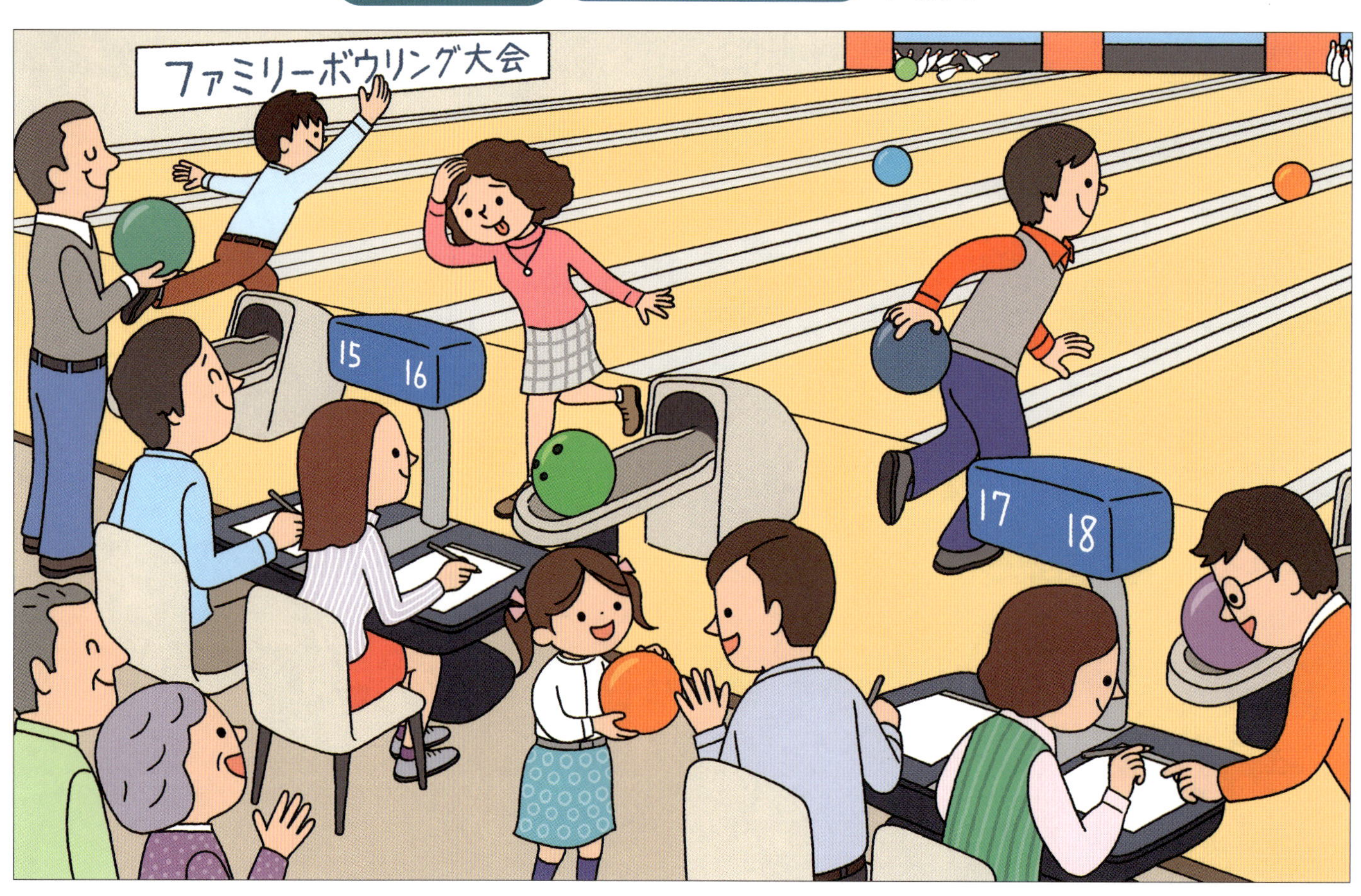

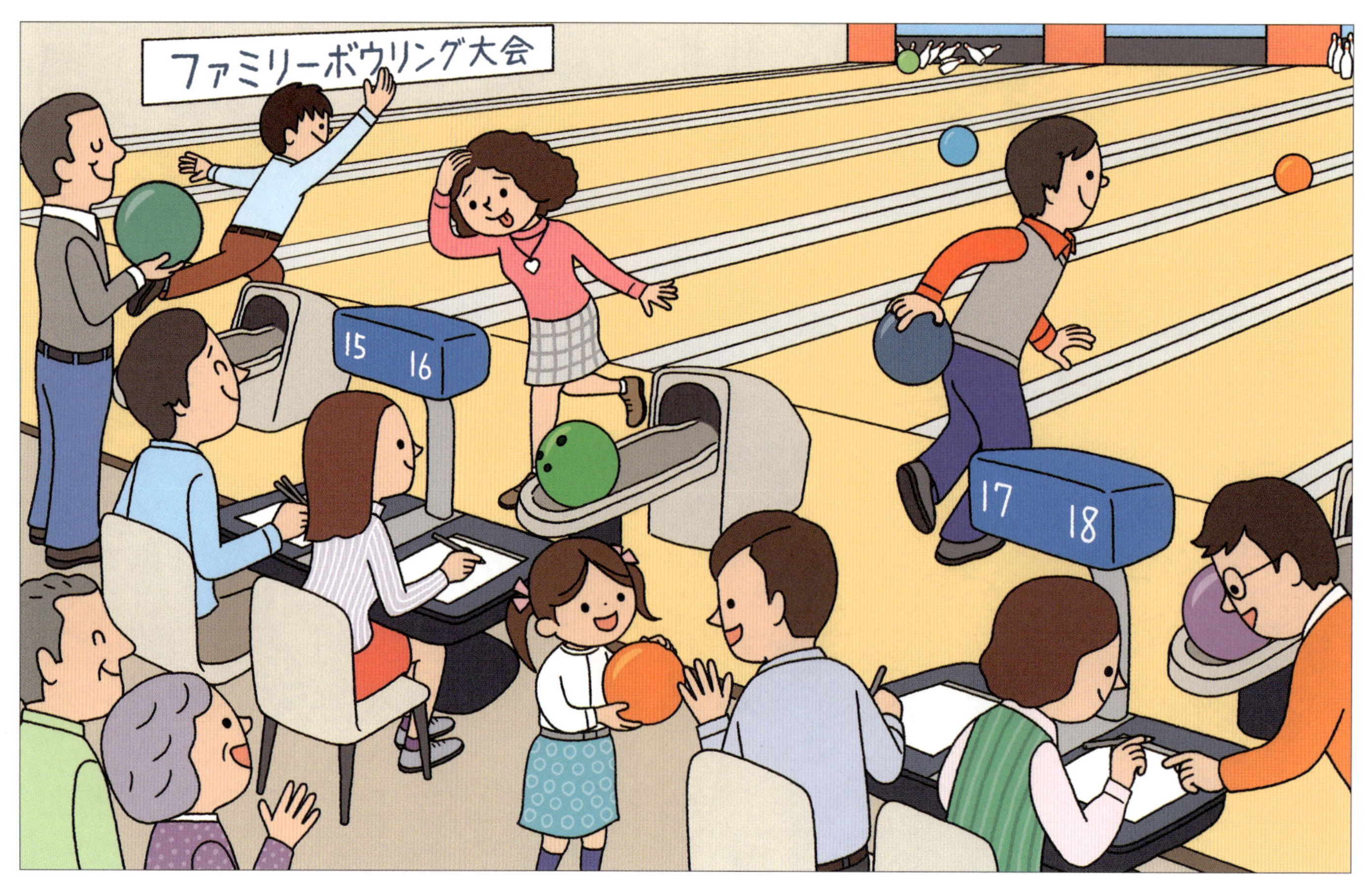

パンダ来日

間違い 7 か所 ▶答えは 122 ページ

47 年 10 月 28 日、日中国交正常化のシンボルとして、パンダのカンカンとランランが中国から上野動物園に到着。11 月 5 日から一般に公開され、パンダフィーバーが起こりました。

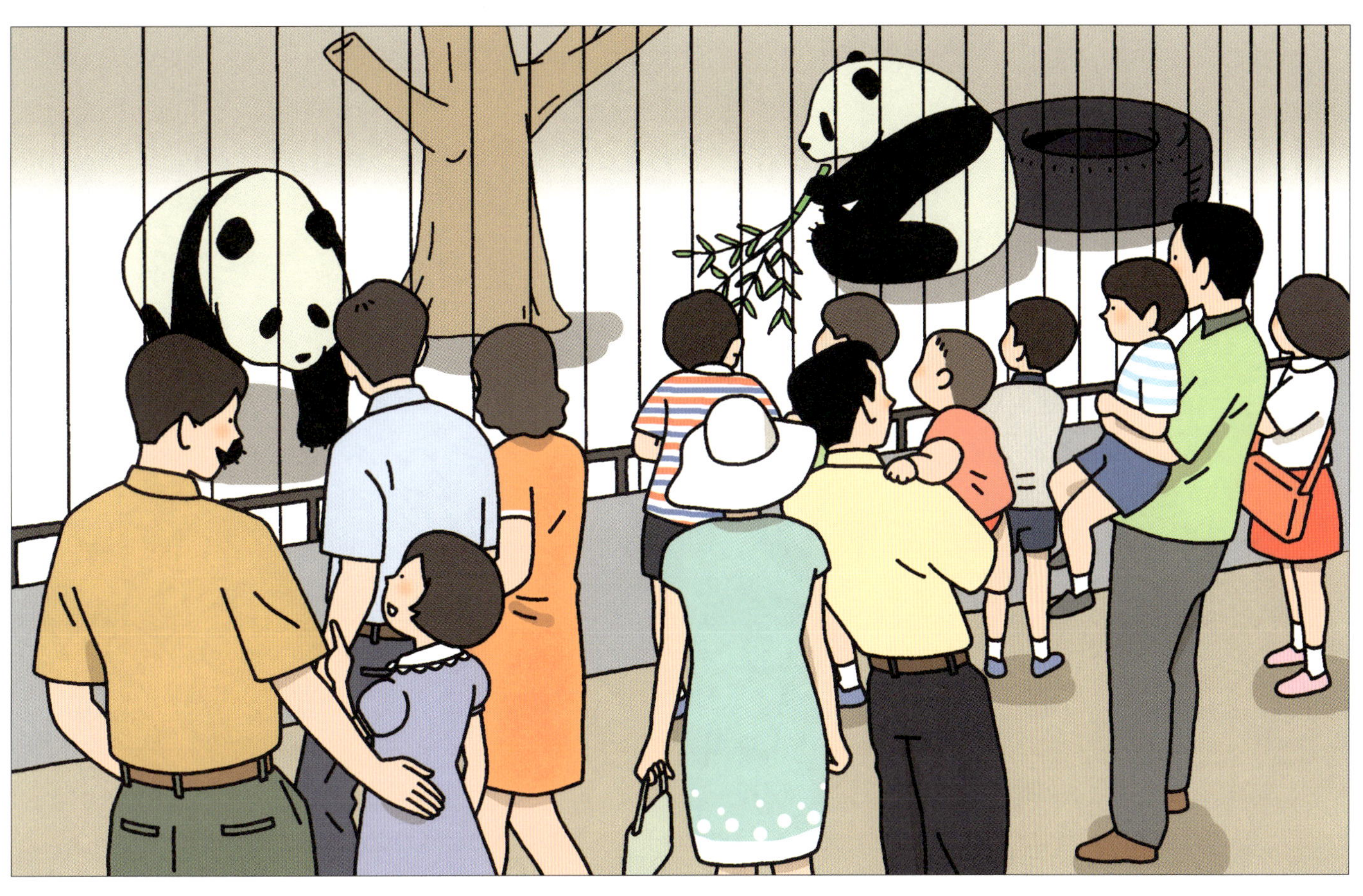

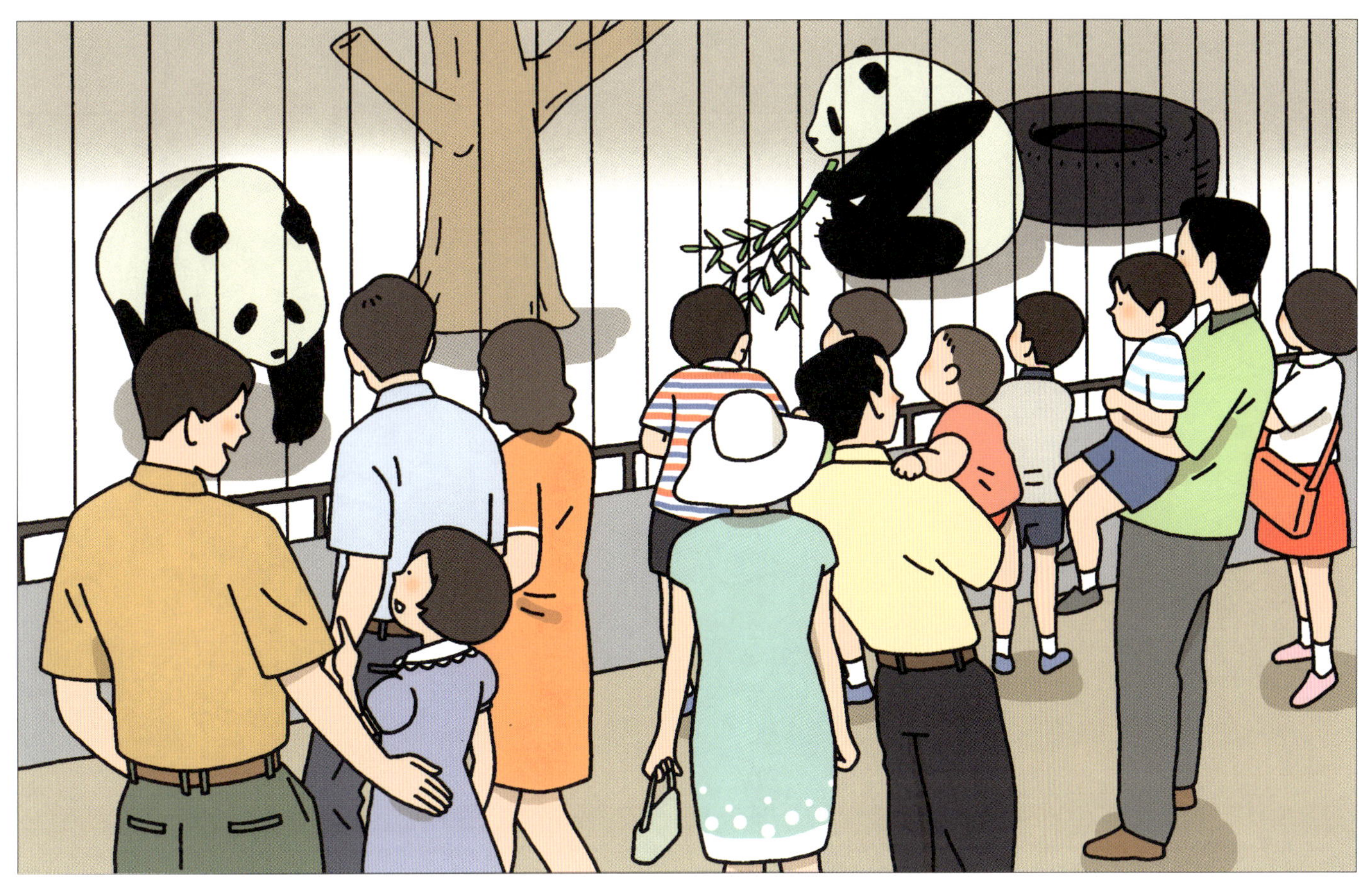

オイルショック

間違い 7 か所 ▶答えは 121 ページ

48 年 10 月に勃発した第四次中東戦争の影響で原油価格が高騰、ガソリンや紙が品薄になると予想され、大きな混乱に。庶民はトイレットペーパーの買いだめに走ったのでした。

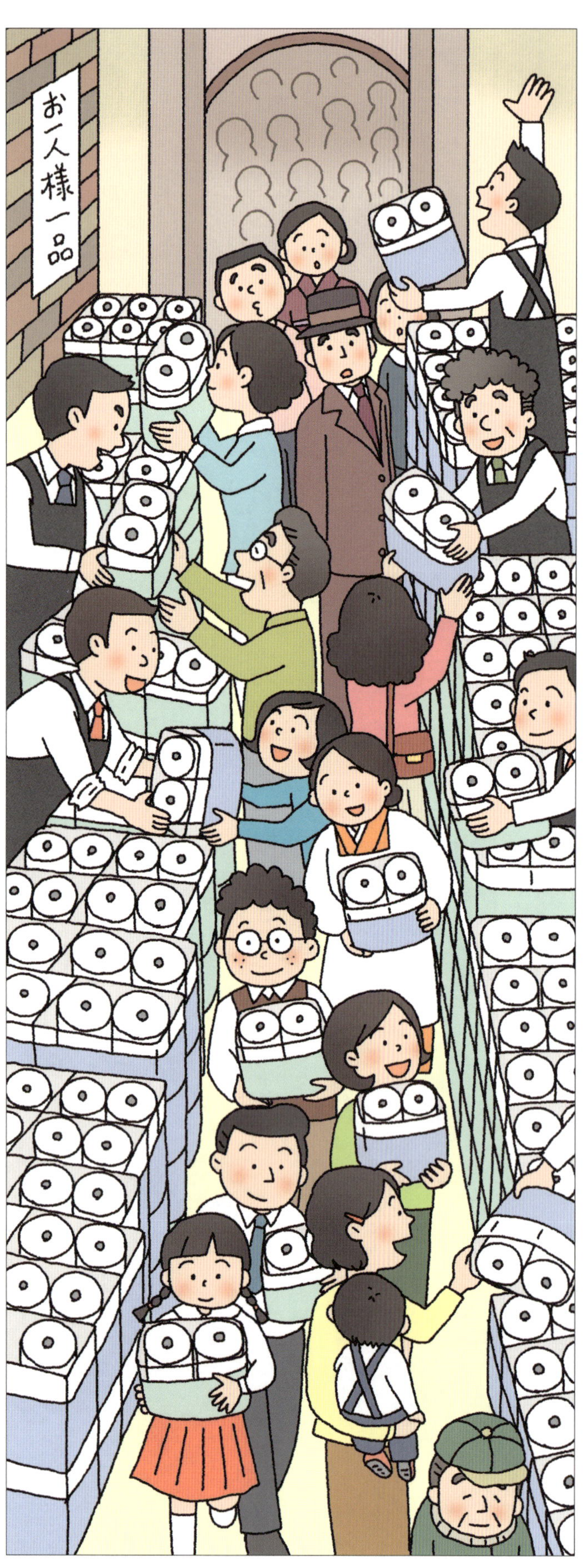

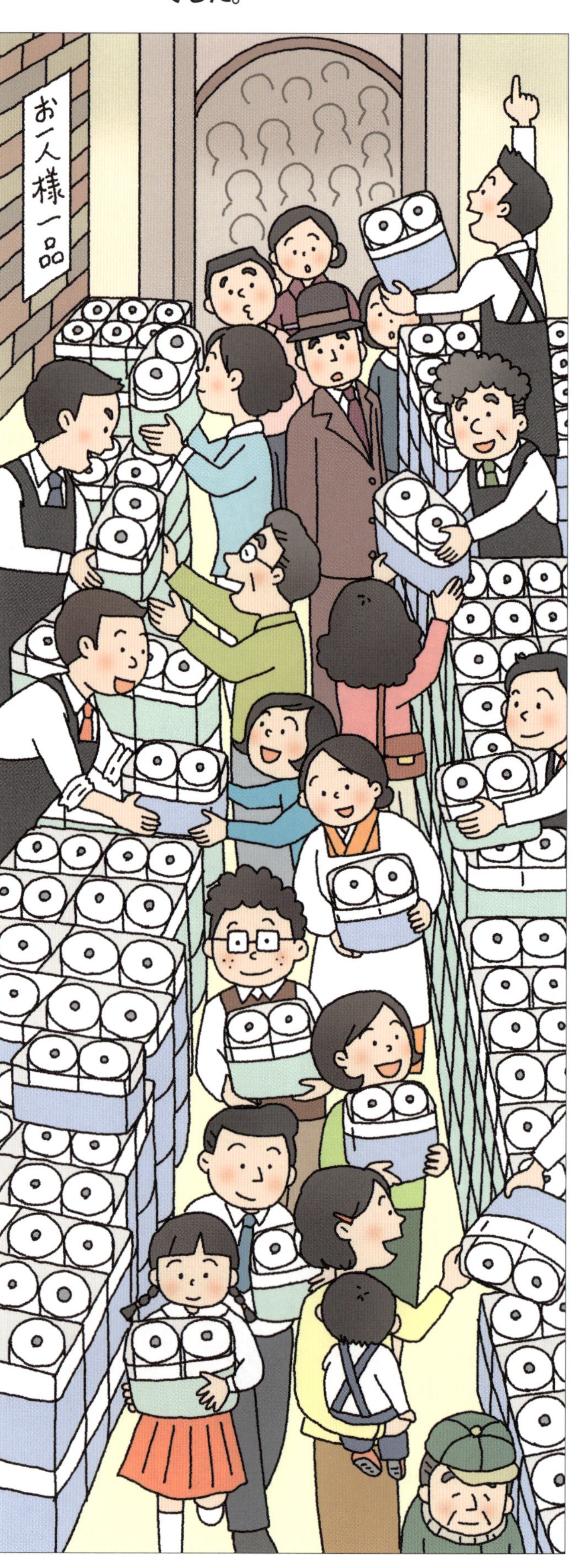

＊年は、とくに記載がないものは、すべて昭和です。

3章

昭和の流行&人気ものパズル

ヒット映画や曲、人物などで
さまざまなパズルを作りました。
それぞれの場面や歌詞、
さらには当時の身のまわりのことなどを
思い出しながら解きましょう。

「男はつらいよ」のマドンナ俳優

カギをヒントにリストから名前を選んで、マス目にひらがなで書きましょう。

▶答えは 122 ページ

縦のカギ

❶「望郷篇」の豆腐屋のひとり娘・節子役。テレビ版ではさくらを演じた。クイズダービーの解答者などでも活躍。

❷「寅次郎純情詩集」の余命いくばくもないマドンナ・綾役。名画「羅生門」「雨月物語」などで主演。

❸「寅次郎物語」で化粧品会社の美容部員・隆子を演じた。「卵で産みたい」の発言が話題に。

❹「口笛を吹く寅次郎」など3作でマドンナに。お嫁さんにしたい No.1 といえば。

❺第2作目の、寅さんの恩師の娘・夏子役。テレビ版でも同じ役を演じた。

❻「寅次郎かもめ歌」のテキヤ仲間の娘・すみれ役。アイドルグループの一員。

❼第1作、初代のマドンナは、御前様の娘・冬子。新派に属していた。

❽「奮闘篇」の障害をもつ無垢な少女・花子役。テレビドラマ「気になる嫁さん」で人気に。

❾旅先で出会ったOL・歌子として「柴又慕情」に出演。「寅次郎恋やつれ」では同じ歌子役で2度目の出演。マドンナ中のマドンナ。

❿「純情篇」の夫と別居中の人妻・夕子を演じた。大映のトップスターとして活躍。

横のカギ

①北海道が舞台の「夜霧にむせぶ寅次郎」の根無し草の風子役。「東京ららばい」が大ヒット。

②「寅次郎夕焼け小焼け」のきっぷのいい芸者ぼたん役。多くの浮名を流し酒豪でも知られた。

③「寅次郎夢枕」で柴又に美容院を開いた幼なじみの千代役。おっとりとした清純派といえば。

④「噂の寅次郎」ではとらやの店員、「寅次郎真実一路」では証券マンの美しい妻を演じた。ウイスキーの CM が印象的。

⑤「ぼくの伯父さん」をはじめとした5作品で、甥の満男の思い人に。元祖国民的美少女。

⑥宮崎が舞台の「寅次郎の青春」の理髪店店主の蝶子役。初代ユニチカガール。

⑦「寅次郎子守唄」の美人看護師・京子を演じた。NHK「バス通り裏」でデビュー。

⑧旅回りの歌手リリーとして4作品に登場。寅さんを代表するマドンナ。

⑨「寅次郎サラダ記念日」の医師・真知子役。大河ドラマなどでも医師を演じている。

⑩「翔んでる寅次郎」のウエディングドレス姿で逃げるお嬢さん・ひとみ役。気だるい話し方。

リスト

※マス目に入るのはすべてひらがなです

□ あきよしくみこ 秋吉久美子	□ あさおかるりこ 浅丘ルリ子	□ いとうらん 伊藤蘭	□ おおはられいこ 大原麗子	□ きょうまちこ 京マチ子
□ ごとうくみこ 後藤久美子	□ さかきばらるみ 榊原るみ	□ さとうおりえ 佐藤オリエ	□ たいちきわこ 太地喜和子	□ たけしたけいこ 竹下景子
□ とあけゆきよ 十朱幸代	□ なかはらりえ 中原理恵	□ ながやまあいこ 長山藍子	□ ふぶきじゅん 風吹ジュン	□ みたよしこ 三田佳子
□ みつもとさちこ 光本幸子	□ ももいかおり 桃井かおり	□ やちぐさかおる 八千草薫	□ よしながさゆり 吉永小百合	□ わかおあやこ 若尾文子

昭和の映画と俳優

映画のタイトルと出演俳優を線で結びましょう。

▶答えは 122 ページ

❶ また逢う日まで（25 年） ●	● 浅丘ルリ子
❷ 君の名は（28 年） ●	● 岩下志麻
❸ 東京物語（28 年） ●	● 岸惠子
❹ 二十四の瞳（29 年） ●	● 久我美子
❺ 楢山節考（33 年） ●	● 高峰秀子
❻ キューポラのある街（37 年） ●	● 田中絹代
❼ 憎いあンちくしょう（37 年） ●	● 夏目雅子
❽ 鬼龍院花子の生涯（57 年） ●	● 原節子
❾ 蒲田行進曲（57 年） ●	● 松坂慶子
❿ 極道の妻たち（61 年） ●	● 吉永小百合

❶ 羅生門（らしょうもん）（25年） ●	● 石坂浩二（いしざかこうじ）
❷ 夫婦善哉（めおとぜんざい）（30年） ●	● 石原裕次郎（いしはらゆうじろう）
❸ 狂（くる）った果実（かじつ）（31年） ●	● 市川雷蔵（いちかわらいぞう）
❹ ギターを持（も）った渡（わた）り鳥（どり）（34年） ●	● 植木等（うえきひとし）
❺ ニッポン無責任（むせきにん）時代（じだい）（37年） ●	● 緒形拳（おがたけん）
❻ 座頭市物語（ざとういちものがたり）（37年） ●	● 勝新太郎（かつしんたろう）
❼ 007は二度（にど）死（し）ぬ（42年） ●	● 小林旭（こばやしあきら）
❽ 眠狂四郎（ねむりきょうしろう） 勝負（しょうぶ）（39年） ●	● 菅原文太（すがわらぶんた）
❾ 網走番外地（あばしりばんがいち）（40年） ●	● 高倉健（たかくらけん）
❿ 仁義（じんぎ）なき戦（たたか）い（48年） ●	● 丹波哲郎（たんばてつろう）
⓫ 犬神家（いぬがみけ）の一族（いちぞく）（51年） ●	● 三船敏郎（みふねとしろう）
⓬ 復讐（ふくしゅう）するは我（われ）にあり（54年） ●	● 森繁久彌（もりしげひさや）

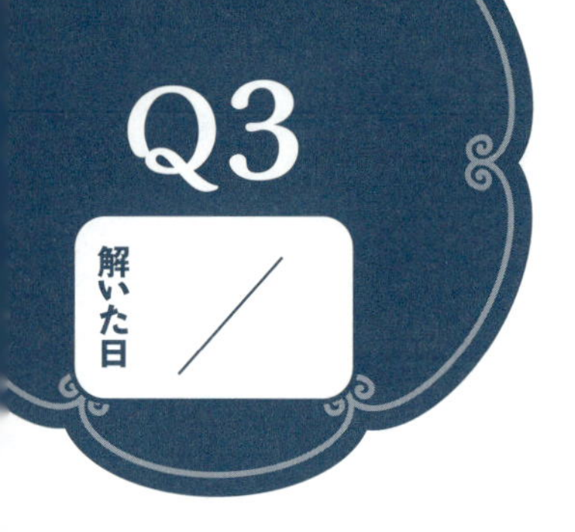

昭和のビッグカップル

世間を沸かせたスター同士の結婚。お相手を線で結びましょう。

▶答えは 123 ページ

❶ 朝丘雪路（あさおかゆきじ） ●	● 石坂浩二（いしざかこうじ）
❷ 浅丘ルリ子（あさおかこ） ●	● 石原裕次郎（いしはらゆうじろう）
❸ いしだあゆみ ●	● 勝新太郎（かつしんたろう）
❹ 江利チエミ（えり） ●	● 小林旭（こばやしあきら）
❺ 大原麗子（おおはられいこ） ●	● 高倉健（たかくらけん）
❻ 北原三枝（きたはらみえ） ●	● 千葉真一（ちばしんいち）
❼ 中村玉緒（なかむらたまお） ●	● 津川雅彦（つがわまさひこ）
❽ 野際陽子（のぎわようこ） ●	● 長門裕之（ながとひろゆき）
❾ 美空ひばり（みそら） ●	● 萩原健一（はぎわらけんいち）
❿ 南田洋子（みなみだようこ） ●	● 渡瀬恒彦（わたせつねひこ）

昭和のテレビを彩った人々

ひらがなの列を並びかえると、人物の名前になります。その名前を漢字で、わからないときはひらがなで答えましょう。「ょ」などの小さな文字も普通の文字と同じ大きさになっています。▶答えは 123 ページ

❶ おこおさまや

❷ たみてるや

❸ こおむらんお

❹ ぎくなてつやころ

❺ まひきろおした

❻ おはせしきよんお

❼ しりよむまら

❽ わぎうのこよ

❾ きぎんもはいちと

❿ みうどつみり

⓫ いかんあきやわ

⓬ すりたくえこ

昭和の演芸・漫才

何度もブームを起こしたお笑いに関するクロスワードです。カギをヒントにカタカナでマス目を埋めましょう。 ▶答えは 123 ページ

1		2	3	■	4	5
	■	6		7	■	
8	9		■	10	11	
12		■	13			■
■	14	15		■	16	17
18	■	19		20	■	
21			■	22		

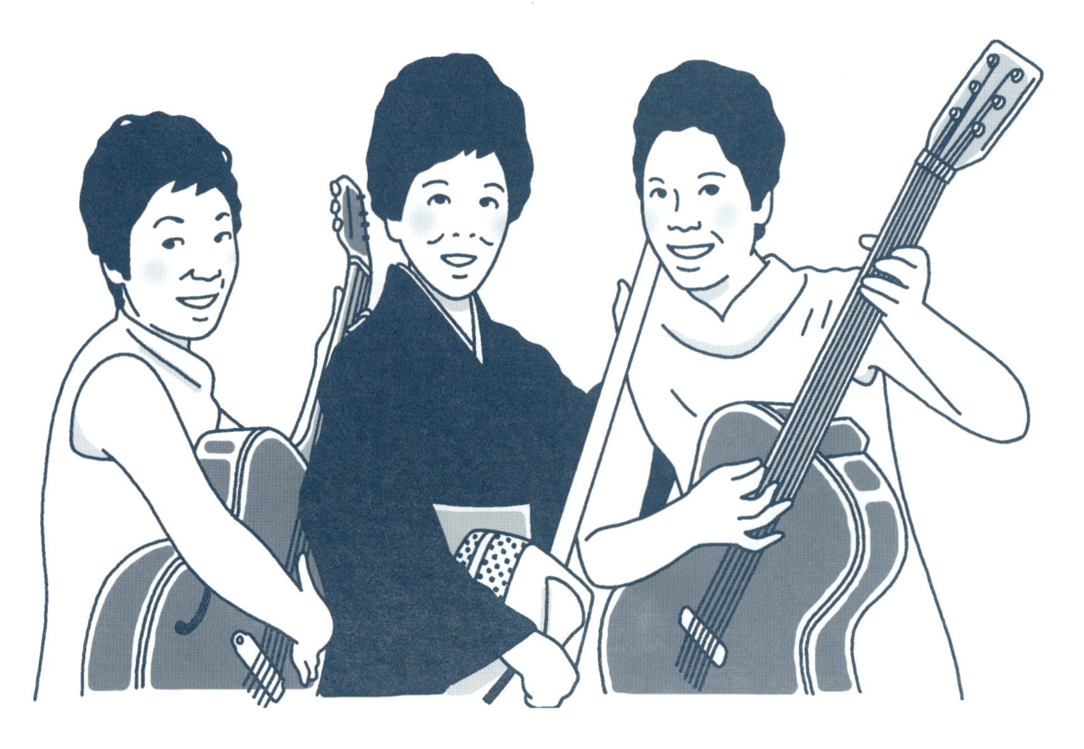

縦のカギ

1　「昭和の爆笑王」として広く愛された落語家、初代○○○○三平

2　船や飛行機などの形をまねて作ったもの

3　「Q&A」のQ

5　漫才ブームで人気者となったツービートは、ビート○○○とビートきよしのコンビ

7　落語界初の人間国宝に認定された、五代目柳家○○○

9　帽子を○○○にかぶって顔を隠す

11　夢路○○○・喜味こいしは、「上方漫才の宝」と呼ばれた兄弟漫才コンビ

13　老若男女、○○○を超えて爆笑をさらった、横山やすし・西川きよしのやすきよ漫才

15　興行期間の最後の日

17　『家族そろって歌合戦』の○○○を務めた、漫才コンビの獅子てんや・瀬戸わんや

18　渡辺正行、ラサール石井、小宮孝泰の3人からなるコントグループ、コント○○信号

20　○○に巻く。関係ない話を並べてごまかすこと

横のカギ

1　コント55号は、欽ちゃんこと○○○○欽一と坂上二郎によるお笑いコンビ

4　「べろ」ともいう

6　三味線を使ったテンポのよい漫才で人気を集めたコンビ、内海○○○・好江

8　かしまし娘は、長女（歌江）、次女（照枝）、三女（花江）による3人○○○の漫才トリオ

10　妻と子ども

12　○○から棒

13　「田園調布に家が建つ」などのギャグで人気を呼んだ、星○○○・ルイス

14　剣劇に加え、ハリセンを使っての○○○を張ったネタを披露したチャンバラトリオ

16　高い志をもつ人。勤皇の○○

19　育ち盛りは色気よりこっちかな

21　「昭和の喜劇王」とうたわれ絶大な人気を博した藤山○○○。俳優の藤山直美は娘

22　荒唐○○○かつ奔放な言動から「落語界の反逆児」と呼ばれた、七代目立川談志

思い出の青春ソング

リストの曲名をマスから探しましょう。マスには左から右、上から下に言葉が入っています。「っ」などの小さな文字も普通の文字と同じ大きさになっています。

▶答えは 123 ページ

い	こ	う	こ	う	さ	ん	ね	は	ん	か	ち
つ	こ	か	さ	が	こ	こ	ろ	の	た	ん	か
で	ろ	あ	か	い	え	す	た	で	い	だ	あ
も	の	い	じ	ゆ	う	ら	く	ち	よ	が	か
ゆ	た	う	つ	く	し	い	じ	ゆ	う	だ	い
な	び	い	か	だ	い	か	ん	だ	が	わ	は
ご	あ	は	さ	が	え	い	ね	う	く	い	ん
り	か	ん	が	わ	す	じ	ん	つ	れ	え	か
ゆ	い	か	な	ご	り	ゆ	せ	く	た	す	ち
き	み	と	い	つ	ま	で	も	し	き	た	な
せ	こ	う	こ	う	さ	ん	ね	ん	せ	い	ご
つ	あ	か	い	た	い	よ	う	が	つ	で	り

リスト

- □ 赤(あか)いハンカチ（石原裕次郎(いしはらゆうじろう)／37年）
- □ 美(うつく)しい十代(じゅうだい)（三田明(みたあきら)／38年）
- □ 君(きみ)といつまでも（加山雄三(かやまゆうぞう)／40年）
- □ 傘(かさ)がない（井上陽水(いのうえようすい)／47年）
- □ 神田川(かんだがわ)（南(みなみ)こうせつとかぐや姫(ひめ)／48年）
- □ 高校三年生(こうこうさんねんせい)（舟木一夫(ふなきかずお)／38年）
- □ イエスタデイ（ザ・ビートルズ／40年）
- □ 太陽(たいよう)がくれた季節(きせつ)（青(あお)い三角定規(さんかくじょうぎ)／47年）
- □ 心(こころ)の旅(たび)（チューリップ／48年）
- □ なごり雪(ゆき)（かぐや姫(ひめ)／49年）

遠藤実のヒット曲

リストの曲名をマスから探しましょう。マスには左から右、上から下に言葉が入っています。「っ」などの小さな文字も普通の文字と同じ大きさになっています。

▶答えは 123 ページ

わ	が	く	え	ん	ひ	ろ	ば	き	な	ち	く
た	の	こ	り	う	け	ざ	な	た	か	ほ	ゆ
ち	ら	ま	も	や	め	い	る	ぐ	ら	し	め
に	ね	つ	み	ち	せ	ん	ゆ	に	た	か	お
つ	し	ち	さ	な	い	お	ひ	の	が	げ	い
き	か	や	ほ	し	か	ひ	ろ	は	く	の	ざ
た	づ	う	み	い	れ	ま	ば	る	え	わ	な
く	ち	な	し	の	は	な	て	せ	ん	る	う
に	は	て	せ	わ	か	ら	た	ち	に	つ	き
の	ひ	ぐ	ん	る	げ	き	こ	ま	つ	ゆ	め
は	ま	に	せ	つ	の	て	ね	み	ち	づ	れ
ゆ	め	お	い	ざ	け	ね	お	ひ	ま	な	ら

リスト

- □ からたち日記（島倉千代子／33年）
- □ 学園広場（舟木一夫／38年）
- □ こまっちゃうナ（山本リンダ／41年）
- □ くちなしの花（渡哲也／48年）
- □ 夢追い酒（渥美二郎／53年）
- □ おひまなら来てね（五月みどり／36年）
- □ 星影のワルツ（千昌夫／41年）
- □ せんせい（森昌子／47年）
- □ 北国の春（千昌夫／52年）
- □ みちづれ（牧村三枝子／53年）

阿久悠(あくゆう)のヒット曲

多くの名曲を残した作詞家、阿久悠の昭和のヒット曲です。カギをヒントにリストから選んで曲名をひらがなで書きましょう。▶答えは 123 ページ

縦のカギ

❶ 50 年発売。主演ドラマの主題歌として作られた沢田研二(さわだけんじ)の代表曲のひとつ。

❷ 昭和 49 年発売、「個人授業」「恋のダイヤル 6700」（ともに作詞は阿久）に続くフィンガー 5 の大ヒット曲。

❸ 50 年発売、都(みやこ)はるみの代表曲のひとつ。51 年の歌謡大賞、レコード大賞、有線大賞、作詩大賞の大賞を受賞。

❹ 48 年発売、ペドロ & カプリシャスのヒット曲。2 代目ボーカル、髙橋(たかはし)まり（現真梨子(まりこ)）の最初の曲だった。

❺ 48 年発売の桜田淳子(さくらだじゅんこ)の大ヒット曲。人差し指を振る姿も愛らしく、新人賞を総なめにした。

❻ 52 年発売、「スター誕生！」出身の清水由貴子(しみずゆきこ)のデビュー曲。

❼ 48 年発売、あべ静江(しずえ)の 2 枚目のシングル。冒頭のセリフが印象的だった。

❽ 45 年発売、和田アキ子 4 枚目のシングルで、同年、紅白歌合戦初出場を果たした。

❾ 46 年発売、尾崎紀世彦(おざききよひこ)の大ヒット曲。レコード大賞、歌謡大賞の大賞受賞。

横のカギ

① 52 年シングル発売の石川(いしかわ)さゆりの代表曲。もとは 51 年発売のアルバムの収録曲だった。

② 55 年発売、レコード大賞の大賞を受賞し、紅白歌合戦で前年の「舟唄」に続いて 2 年連続大トリを飾った八代亜紀(やしろあき)の大ヒット曲。手のひらを上に向ける振りも人気に。

③ 50 年発売、岩崎宏美(いわさきひろみ)の 2 枚目のシングルで初の大ヒット曲。この年の紅白歌合戦ではこの曲で紅組のトップバッターに。

④ 47 年発売、森昌子(もりまさこ)のデビュー曲で最大のヒット曲。レコード大賞新人賞受賞。

⑤ 51 年発売、森田公一(もりたこういち)とトップギャランの大ヒット曲。ミリオンセラーとなった。

⑥ 56年発売。⑨と同じドラマの挿入歌で、ドラマに出た杉田(すぎた)かおるが歌ってヒット。

⑦ 52 年発売、同年の歌謡大賞、レコード大賞、有線大賞、作詩大賞の大賞を受賞。沢田研二の帽子を投げる姿も人気を呼んだ。

⑧ 48 年発売、山本(やまもと)リンダの代表曲のひとつ。今も野球の応援歌として使われる。

⑨ 56 年発売、ドラマ「池中玄太 80 キロ」（パートⅡ）の主題歌。主演で歌唱もした西田敏行(にしだとしゆき)は、この曲で紅白初出場。

リスト

※マス目に入るのはすべてひらがなです

- □ 雨の慕情
- □ お元気ですか
- □ 学園天国
- □ 勝手にしやがれ
- □ 北の宿から
- □ ジョニィへの伝言
- □ 青春時代
- □ せんせい
- □ 津軽海峡・冬景色
- □ 時の過ぎゆくままに
- □ 鳥の詩
- □ 狙いうち
- □ また逢う日まで
- □ みずいろの手紙
- □ もしもピアノが弾けたなら
- □ ロマンス
- □ わたしの青い鳥
- □ 笑って許して

映画「若大将」シリーズ

加山雄三（かやまゆうぞう）の代名詞、若大将シリーズのクロスワードです。カギをヒントにカタカナでマス目を埋めましょう。▶答えは 124 ページ

1	2		■	3	4	5
6		■	7			
■	8				■	
9		■	10		11	■
	■	12		■	13	14
15			■	16		
	■	17			■	

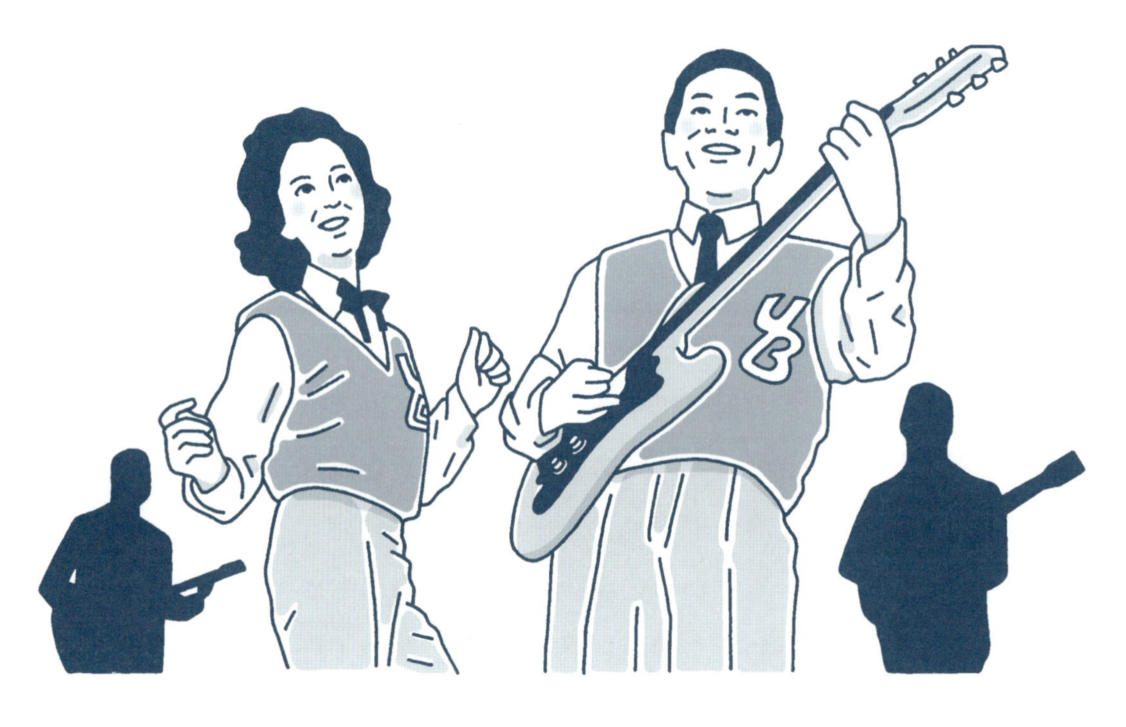

縦のカギ

1 主人公の「若大将」こと田沼雄一（たぬまゆういち）は、東京にある老舗の○○焼き店の息子

2 マスカットやレタスなどの色

3 雄一はハンサムで○○○○万能。MMK（モテてモテて困る）な大学生

4 花の甘い液体

5 合い○○○、早口○○○、ほめ○○○

7 映画の撮影所。○○○○以外にも国内外でロケを敢行

9 学生編は『リオの若大将』まで。『フレッシュマン若大将』からは○○○○人編

11 「カスタード・プディング」ともいうスイーツ

12 ○○○⇔夕日

14 『帰ってきた若大将』は、加山の芸能生活20周年○○○作品

16 手品によく使われる鳥

横のカギ

1 『アルプスの若大将』では、○○○部主将の雄一がマッターホルンを颯爽と滑降

3 学生編のマドンナの名前

6 『エレキの若大将』の挿入歌『○○といつまでも』がミリオンセラーに

7 観光○○○○、デート○○○○、パワー○○○○

8 医師を英語でいうと？

9 頭隠して○○隠さず

10 シリーズ第1作『大学の若大将』で、加山は○○○である上原謙（うえはらけん）と初共演

12 雄一の同級生の「○○大将」こと石山新次郎（いしやましんじろう）

13 雄一の理解者である祖母の名前

15 「上総」と書く旧国名

16 定価の半分

17 主題歌『恋は紅いバラ』が大○○○した『海の若大将』

昭和の名優（男性）

リストの20人の名前をマスから探しましょう。マスには左から右、上から下に名前が入っています。▶答えは124ページ

田	宇	野	重	吉	萩	村	鶴	笠	智	健	一
村	津	笠	藤	慶	原	俊	田	村	正	和	竹
高	井	仲	田	優	作	三	浩	池	部	藤	脇
江	健	代	二	連	太	國	二	幹	鶴	田	無
守	也	達	池	部	良	連	仲	代	達	中	我
沖	雅	矢	井	我	無	太	宇	津	井	邦	沖
田	鶴	高	平	泉	脇	郎	萩	一	松	衛	雅
浩	佐	廣	幹	田	村	正	原	浩	田	中	也
加	藤	剛	二	哲	江	邦	健	藤	村	俊	二
無	慶	重	朗	笠	守	中	一	慶	高	三	國
我	佐	野	良	智	松	田	優	作	廣	太	連
竹	江	守	徹	衆	作	平	幹	二	渡	哲	也

リスト

- ☐ 池部良（いけべりょう）
- ☐ 沖雅也（おきまさや）
- ☐ 田中邦衛（たなかくにえ）
- ☐ 仲代達矢（なかだいたつや）
- ☐ 松田優作（まつだゆうさく）
- ☐ 宇津井健（うついけん）
- ☐ 加藤剛（かとうごう）
- ☐ 田村高廣（たむらたかひろ）
- ☐ 萩原健一（はぎわらけんいち）
- ☐ 三國連太郎（みくにれんたろう）
- ☐ 宇野重吉（うのじゅうきち）
- ☐ 佐藤慶（さとうけい）
- ☐ 田村正和（たむらまさかず）
- ☐ 平幹二朗（ひらみきじろう）
- ☐ 笠智衆（りゅうちしゅう）
- ☐ 江守徹（えもりとおる）
- ☐ 竹脇無我（たけわきむが）
- ☐ 鶴田浩二（つるたこうじ）
- ☐ 藤村俊二（ふじむらしゅんじ）
- ☐ 渡哲也（わたりてつや）

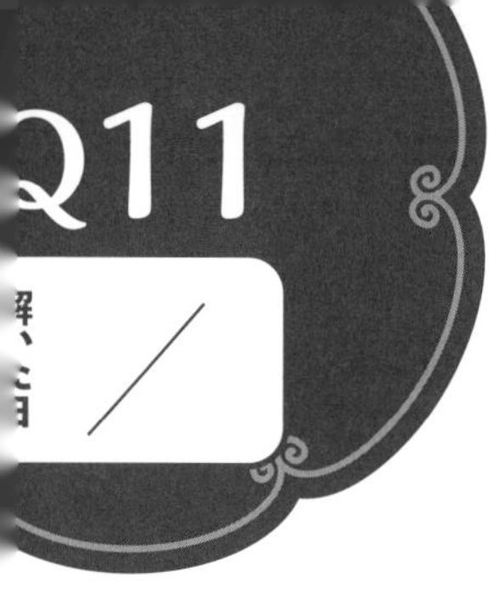

昭和の名優（女性）

リストの20人の名前をマスから探しましょう。マスには左から右、上から下に名前が入っています。▶答えは124ページ

沢	村	貞	森	池	杉	朋	吉	小	巻	淳	高
樹	木	希	光	内	村	岸	田	今	日	子	峰
市	原	悦	子	淳	春	子	日	八	山	岡	三
藤	山	本	富	士	子	口	出	千	本	樹	枝
治	岡	江	京	久	間	良	子	草	富	木	子
子	久	波	塚	子	沢	村	貞	子	士	希	良
光	乃	杏	昌	奈	小	春	佐	栗	光	林	岡
池	内	淳	子	良	岸	子	久	原	悦	子	田
栗	森	三	山	岡	田	茉	間	小	京	村	茉
原	樹	枝	本	朋	坂	口	良	子	塚	杉	莉
小	希	子	富	子	高	峰	子	加	藤	治	子
巻	木	八	千	草	薫	三	江	波	杏	子	出

リスト

- □ 池内淳子（いけうちじゅんこ）
- □ 加藤治子（かとうはるこ）
- □ 栗原小巻（くりはらこまき）
- □ 杉村春子（すぎむらはるこ）
- □ 八千草薫（やちぐさかおる）
- □ 市原悦子（いちはらえつこ）
- □ 樹木希林（ききききりん）
- □ 坂口良子（さかぐちりょうこ）
- □ 高峰三枝子（たかみねみえこ）
- □ 山岡久乃（やまおかひさの）
- □ 江波杏子（えなみきょうこ）
- □ 岸田今日子（きしだきょうこ）
- □ 佐久間良子（さくまよしこ）
- □ 奈良岡朋子（ならおかともこ）
- □ 山本富士子（やまもとふじこ）
- □ 岡田茉莉子（おかだまりこ）
- □ 京塚昌子（きょうづかまさこ）
- □ 沢村貞子（さわむらさだこ）
- □ 森光子（もりみつこ）
- □ 吉田日出子（よしだひでこ）

人気のテレビ番組

カギをヒントにリストから番組名を選んで、マス目にひらがなで書きましょう。
※年はレギュラー番組の主な放送年

▶答えは 124 ページ

縦のカギ

❶ 坂上二郎、野口五郎、研ナオコらがコントや歌を披露したバラエティー番組。50 ～ 61 年

❷ 七曲署が舞台の刑事ドラマ。ボスの石原裕次郎のもと、個性豊かな刑事たちが活躍。47 ～ 61 年

❸ 水前寺清子が警察官や看護婦などを演じたホームドラマのシリーズ。民放ドラマ最高視聴率を記録した。45 ～ 50 年

❹ 芳村真理らが司会を務めた音楽番組。次の歌手の歌を歌うオープニングメドレーが名物だった。43 ～ 60 年

❺ 「ひと目会ったその日から」「恋の花咲くこともある」…、桂三枝と西川きよしの話芸がさえたバラエティー。48 ～ 59 年

❻ 銭湯が舞台の大ヒットホームドラマ。森光子が主演し、天地真理、浅田美代子が人気を博した。40 ～ 48 年

❼ 「あっしにはかかわりのねえことでござんす」が流行語になった時代劇。ドラマの主演は中村敦夫。47年

❽ フジテレビ開局の年から 20 年以上続いたトーク番組。通称「スタせん」。34 ～ 56 年

❾ 山口百恵と三浦友和の初共演ドラマ。白血病の幸子の出生の秘密をめぐるドラマで、父親役は宇津井健。50 ～ 51 年

横のカギ

① リスさんチーム、ゾウさんチームなどで歌を競う。審査員は市川昭介、笠置シヅ子、高木東六など。41 ～ 55 年

② 北海道の大自然の中で暮らす家族の物語。田中邦衛の代表作となった。56 ～ 57 年

③ 冨士眞奈美の「加代、おみゃーの言う通りにゃさせにゃーで」などのセリフが話題に。加代役は新珠三千代。45 ～ 46 年

④ 初代は東野英治郎、二代目は西村晃。初代助さんは杉良太郎、格さんは横内正。44 年～

⑤ カースケ（中村雅俊）、グズ六（秋野太作）、オメダ（田中健）の青春を描き、主題歌も大ヒット。50～51年

⑥ テレビドラマ最高視聴率を記録した朝の連続テレビ小説。小林綾子、田中裕子、乙羽信子が主演を演じた。58 ～ 59 年

⑦ 大橋巨泉、愛川欽也、藤本義一らが司会を務めた深夜番組。40 ～平成 2 年

⑧ 国鉄のキャンペーンの一環で始まった旅番組。永六輔が旅し、作詞した歌がテーマ曲になった。45 年～

⑨ 月曜から土曜（後年は金曜）の夜 7 時半から始まる15分間のクイズ番組。「文学・歴史の10」のように問題を選び、早押しで答える。45～55年

リスト

※マス目に入るのはすべてひらがなです

- ☐ 赤い疑惑
- ☐ ありがとう
- ☐ 11PM
- ☐ おしん
- ☐ 俺たちの旅
- ☐ 家族そろって歌合戦
- ☐ カックラキン大放送!!
- ☐ 北の国から
- ☐ クイズグランプリ
- ☐ 木枯し紋次郎
- ☐ 時間ですよ
- ☐ スター千一夜
- ☐ 太陽にほえろ！
- ☐ 遠くへ行きたい
- ☐ パンチ DE デート
- ☐ 細うで繁盛記
- ☐ 水戸黄門
- ☐ 夜のヒットスタジオ

昭和の流行語

テレビが元気だった時代の流行語のクロスワードです。カギをヒントにカタカナでマス目を埋めましょう。 ▶答えは 125 ページ

1		2	3	■	4	5
	■	6		7	■	
8	9		■	10	11	
■	12		13	■	14	
15		■	16	17		■
	■	18			■	19
20			■	21		

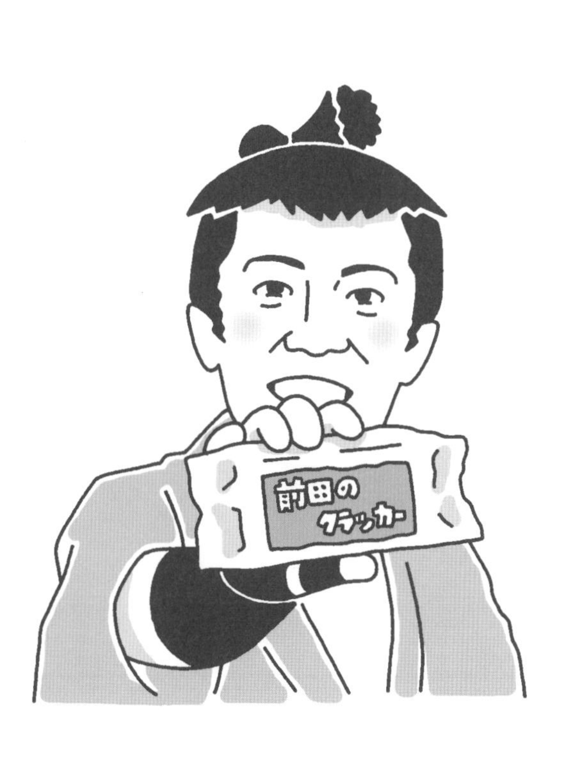

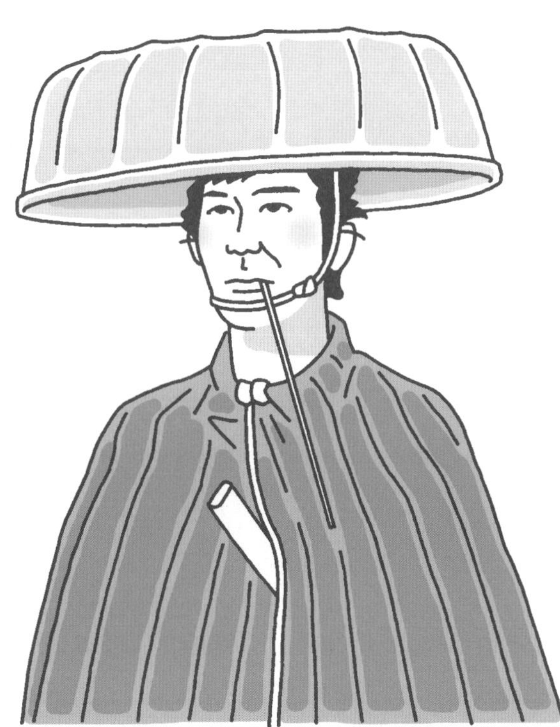

縦のカギ

1 『8時だョ!全員集合』でザ・ドリフターズの〇〇〇けんが歌った「カラスの勝手でしょ」

2 試験に受かった!

3 サナギから成虫になること

5 ネバネバした大豆の発酵食品

7 若者の間で使われていた、「〇〇っぽい」を意味する「ナウい」

9 低く飛ぶと雨が降るとされる鳥

11 贈りものや手料理に込める

13 伊丹十三(いたみじゅうぞう)と宮本信子(みやもとのぶこ)が〇〇〇で出演したカレーのCMが人気の発端となった「ウハウハ」

15 「アンタ、あの娘(こ)のなんなのさ」が流行した、ダウン・タウン・ブギウギ・バンドの〇〇〇『港のヨーコ・ヨコハマ・ヨコスカ』

17 冠婚葬祭などフォーマルな場で出されるお弁当

18 「ニャロメ」は赤塚不二夫(あかつかふじお)の漫画『もーれつア太郎』に登場する〇〇のセリフ

19 お祝いの席で、尾頭つきで出される魚

横のカギ

1 ツービートの漫才のネタから生まれた「赤〇〇〇〇みんなで渡れば怖くない」

4 『巨泉・前武ゲバゲバ90分!』で、〇〇肇(はじめ)が使ったギャグ「アッと驚くタメゴロー」

6 工事中のため、ぐるっと遠回り

8 高いところからものがドスン!

10 『てなもんや三度笠』で藤田(ふじた)〇〇〇が演じるあんかけの時次郎のセリフ「あたり前田のクラッカー」

12 源頼朝(みなもとのよりとも)は鎌倉に、徳川家康(とくがわいえやす)は江戸に開いた

14 手のひら⇔手の〇〇

15 ドラマ『木枯し紋次郎』の主人公、紋次郎の〇〇ゼリフ「あっしにはかかわりのねえことでござんす」

16 車のバックミラーで見る方向

18 金額が書かれたタグ

20 頭巾をかぶり、歌舞伎役者をサポート

21 数々のテレビ番組で〇〇〇を務めた大橋巨泉(おおはしきょせん)が番組内で使っていた言葉「やったぜベイビー」

違う人は誰？

ひとり違う人が混ざっています。名前に〇をつけましょう。

▶答えは 125 ページ

❶ クレイジーキャッツ

植木等　犬塚弘　石橋エータロー　安田伸　桜井センリ　ハナ肇　坂本九　谷啓

❷ ザ・ドリフターズ

いかりや長介　荒井注　加藤茶　高木ブー　坂上二郎　仲本工事　志村けん

❸ ザ・タイガース

沢田研二　岸部シロー　井上順　瞳みのる　森本太郎　加橋かつみ　岸部修三

❹ プロレスラー

ジャイアント馬場　力道山　ピストン堀口　ジャンボ鶴田　タイガーマスク

❺ 太陽にほえろ！

露口茂　竜雷太　小野寺昭　松田優作　勝野洋　宮内淳　水谷豊　沖雅也

❻ 3年 B 組金八先生　第 1 シリーズ

近藤真彦　杉田かおる　嶋大輔　三原順子　田原俊彦　鶴見辰吾　土屋かおり

コーラスグループの人気曲

リストの曲名をマスから探しましょう。マスには左から右、右から左、上から下、下から上に言葉が入っています。「っ」などの小さな文字も普通の文字と同じ大きさになっています。 ▶答えは 125 ページ

お	ん	な	か	た	う	の	こ	と	お	ま	や
と	も	だ	や	き	ゆ	い	い	よ	う	に	し
か	ち	ゆ	ー	し	ゆ	う	か	い	わ	ひ	ー
ゆ	ち	い	さ	い	あ	き	み	つ	け	た	ゆ
う	よ	い	た	お	さ	な	な	し	み	い	ち
か	う	し	け	さ	ま	や	き	ゆ	ー	よ	か
ん	に	も	と	な	か	る	は	う	お	う	ゆ
さ	へ	と	ん	れ	そ	れ	え	か	ん	に	い
ま	し	つ	い	か	ち	ゆ	ー	ん	な	み	い
や	と	に	う	よ	い	た	を	ら	ひ	の	て
き	ろ	な	ん	お	さ	び	し	も	と	ず	ら
ゆ	い	い	ゆ	だ	い	や	き	ゆ	り	す	あ

リスト

- □ カチューシャ（ダークダックス）
- □ 山男(やまおとこ)の歌(うた)（ダークダックス）
- □ いい湯(ゆ)だな（デューク・エイセス）
- □ 一週間(いっしゅうかん)（ボニージャックス）
- □ ちいさい秋(あき)みつけた（ボニージャックス）
- □ ともしび（ダークダックス）
- □ 雪山讃歌(ゆきやまさんか)（ダークダックス）
- □ 女(おんな)ひとり（デューク・エイセス）
- □ 帰(かえ)れソレントへ（ボニージャックス）
- □ 手(て)のひらを太陽(たいよう)に（ボニージャックス）

デュエット曲と歌手

昭和に大ヒットしたデュエット曲と、歌った歌手の名前を線で結びましょう。

▶答えは 125 ページ

❶ キーボー ●	● 東京ナイ
❷ 小林幸子 ●	● 銀座の恋
❸ シルヴィア ●	● いつでも
❹ 畑中葉子 ●	● カナダか
❺ 日野美歌 ●	● 別れても
❻ 牧村旬子 ●	● 3年目の
❼ 松尾和子 ●	● 浪花恋
❽ 都はるみ ●	● もしかして
❾ 吉永小百合 ●	● 男と女の

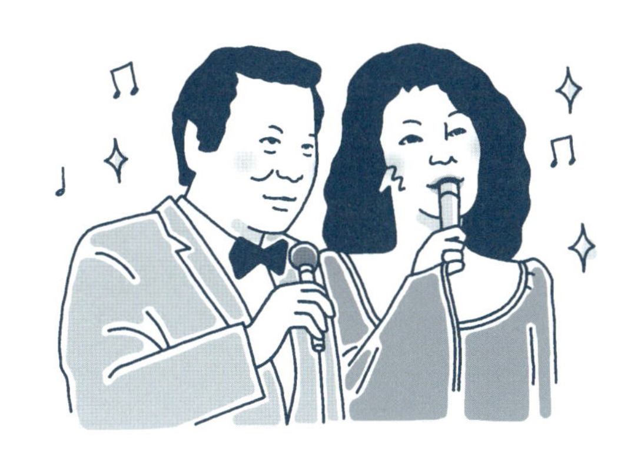

ト・クラブ ●（34 年） ● 葵司朗（あおいしろう）

の物語（ものがたり） ●（36 年） ● 岡千秋（おかちあき）

夢（ゆめ）を ●（37 年） ● 石原裕次郎（いしはらゆうじろう）

らの手紙（てがみ） ●（53 年） ● 橋幸夫（はしゆきお）

好（す）きな人（ひと） ●（54 年） ● 平尾昌晃（ひらおまさあき）

浮気（うわき） ●（57 年） ● ヒロシ

しぐれ ●（58 年） ● フランク永井（ながい）

PART II ●（59 年） ● 美樹克彦（みきかつひこ）

ラブゲーム ●（62 年） ● ロス・インディオス

昭和の人気漫画

黎明期から円熟期に向かって盛り上がった昭和時代の漫画のクロスワードです。
カギをヒントにカタカナでマス目を埋めましょう。▶答えは 125 ページ

1	2	3	■	4	5	6
7			8	■	9	
10		■	11	12		■
■	13	14	■	15		16
17	■	18	19		■	
20	21			■	22	
23		■	24			

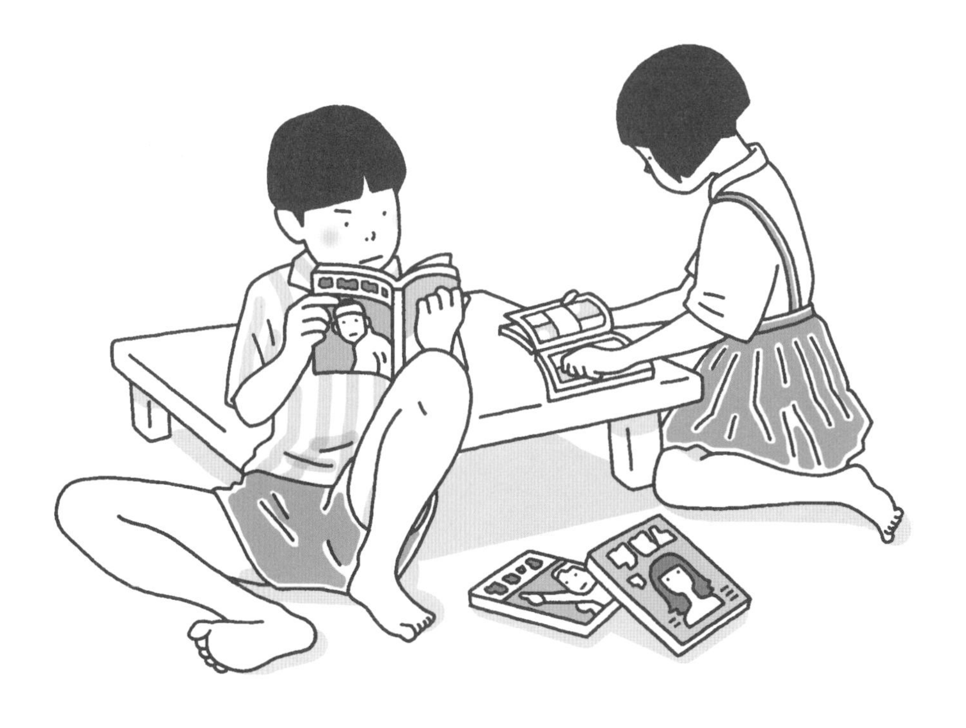

縦のカギ

1 ちばてつやのボクシング漫画『〇〇〇のジョー』

2 接近せず、周りを取り囲むこと

3 純真〇〇な子ども

5 『〇〇〇〇の星』や『いなかっぺ大将』は、川崎(かわさき)のぼるの代表作

6 Zのひとつ前

8 カーニバルといえば、ブラジルの〇〇

12 下剋上を狙う家臣が抱く

14 ギャグ漫画の王様・赤塚(あかつか)〇〇〇の『おそ松くん』や『天才バカボン』で大笑い

16 〇〇〇〇・ダルクは、フランスの国民的英雄

17 ネットを張った戸

19 『サザエさん』を描いた長谷川(はせがわ)〇〇〇は、日本初のプロの女性漫画家

21 長い鼻を器用に使う動物

22 みつはしちかこが、52年にわたって連載したラブストーリー『小さな〇〇のものがたり』

横のカギ

1 『鉄腕〇〇〇』や『ブラック・ジャック』は、手塚治虫(てづかおさむ)の不朽の名作

4 著名な漫画家たちが集まる〇〇〇荘で、唯一の女性漫画家だった水野英子(みずのひでこ)

7 ひとり暮らしのわが子に米を…

9 一旦、居酒屋から出てさます

10 そろばんで弾く

11 目玉〇〇〇などが登場する、『ゲゲゲの鬼太郎』で有名な水木(みずき)しげる

13 母校に無償で金品などを提供

15 『ドカベン』や『あぶさん』など、野球漫画の第一人者である水島(みずしま)〇〇〇

18 のど〇〇〇大会で熱唱

20 「鳩尾」と書く、急所のひとつ

22 浦野千賀子(うらのちかこ)によるスポ〇〇漫画『アタックNo.1』は、バレーボールブームを巻き起こした

23 3位のメダルの色

24 神社に置かれる一対の像

特別編 **平成のパズル** 昭和に続き、平成時代のパズルもご用意しました。
思い出すのが昭和より難しい事柄もあるかもしれませんね。

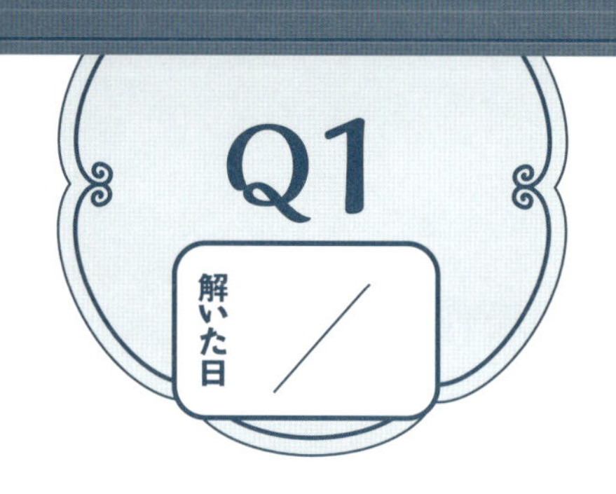

平成前半のテレビ番組

カギをヒントにリストからタイトルを選んで、マス目にひらがなで書きましょう。 ▶答えは 126 ページ

縦のカギ

❶刑事コロンボを彷彿させる、犯行現場から始まるドラマシリーズ。主演は田村正和、脚本は三谷幸喜。平成 6 ～ 16 年。

❷鹿賀丈史扮する美食アカデミー主宰が「蘇るがいい、アイアンシェフ!」と叫ぶと3人の料理人が登場する。平成 5 ～ 11 年。

❸「月曜は OL が街から消える」と言わしめた木村拓哉と山口智子主演のラブストーリー。平成 8 年。

❹明石家さんまが独身女性たちと繰り広げたトーク番組。平成 6 ～ 23 年。

❺観月ありさ主演の病院を舞台にしたコメディドラマ。平成 8 ～ 14 年に 4 シリーズ放送された。

❻伊東四朗、五月みどり、布施博、RIKACO、三宅健、山口美沙が家族という設定で、さまざまな裏ワザが話題に。平成 9 ～ 19 年。

❼「同情するなら金をくれ」のセリフが流行語にもなった安達祐実主演のドラマ。中島みゆきの主題歌もミリオンセラーになった。平成 6 年。

❽平成元年度の大河ドラマ。大原麗子が主演を好演。

横のカギ

①木曜 21 時からの橋田壽賀子脚本のホームドラマ。TBS 系列で平成2～ 23 年にわたって放送。

②平成 8 年秋スタートの朝の連続テレビ小説。大阪の下町が舞台で、劇中の歌手、オーロラ輝子（河合美智子）も人気となり、「夫婦みち」で紅白歌合戦に出場した。

③三谷幸喜初の大河ドラマ。近藤勇を香取慎吾が、土方歳三を山本耕史が演じ好評を博す。平成 16 年。

④平成 13 年のヒットドラマ。木村拓哉が型破りな検察官、松たか子がまじめだが可笑しみのある事務官を演じた。第 2 期では事務官は北川景子になった。

⑤平成元～ 28 年に放送された池波正太郎原作の人気時代劇。平成版では二代目中村吉右衛門が主人公の長谷川平蔵を好演。

⑥江角マキコが OL を演じた大ヒットドラマ。平成 10 年に始まり、25 年の第 4 シリーズまで続いた。

⑦江口洋介、福山雅治、酒井法子、いしだ壱成、大路恵美、山本耕史がきょうだいを演じ、大ヒット。

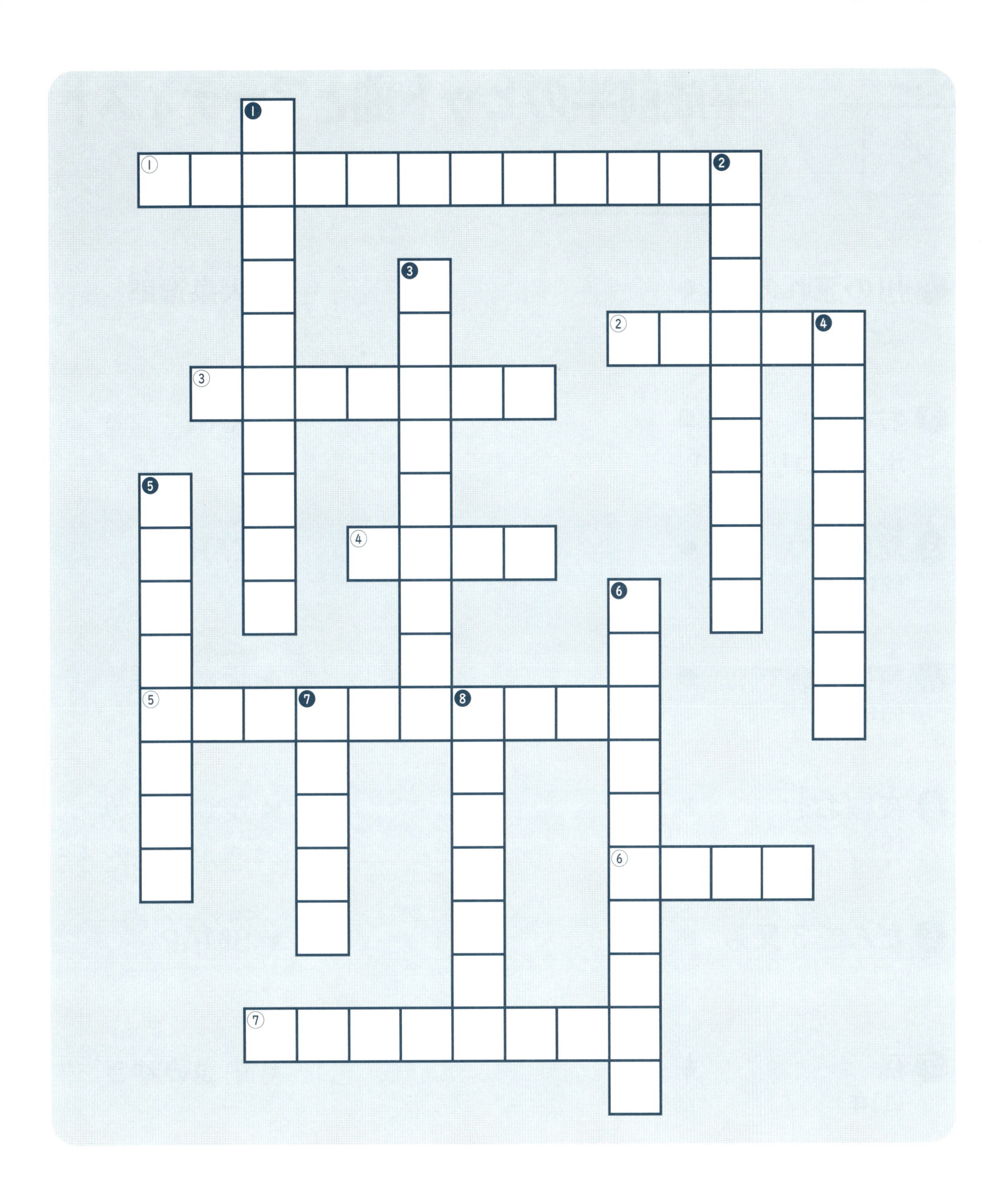

リスト

※マス目に入るのはすべてひらがなです

- □家なき子
- □伊東家の食卓
- □鬼平犯科帳
- □春日局
- □恋のから騒ぎ
- □ショムニ
- □新選組！
- □ナースのお仕事
- □HERO
- □ひとつ屋根の下
- □ふたりっ子
- □古畑任三郎
- □料理の鉄人
- □ロングバケーション
- □渡る世間は鬼ばかり

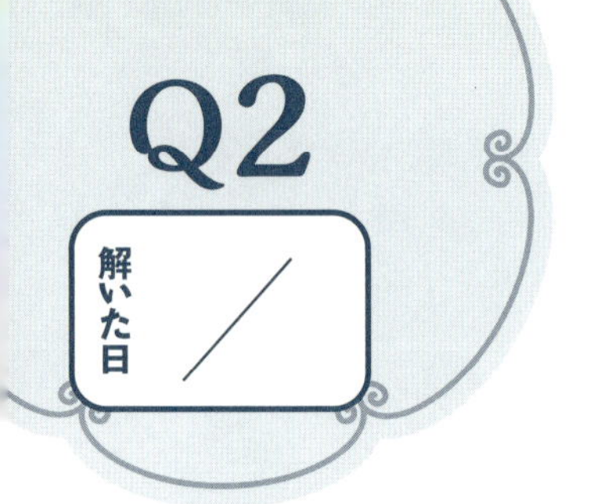

平成前半のヒット曲とアーティスト

曲名と歌ったアーティストを線で結びましょう。

▶答えは 126 ページ

❶ 川(かわ)の流(なが)れのように（元年）

❷ おどるポンポコリン（2年）

❸ 愛(あい)は勝(か)つ（2年）

❹ 負(ま)けないで（5年）

❺ 夜桜(よざくら)お七(しち)（6年）

❻ だんご 3 兄弟(きょうだい)（11年）

❼ 孫(まご)（11年）

❽ 箱根八里(はこねはちり)の半次郎(はんじろう)（12年）

❾ 地上(ちじょう)の星(ほし)（12年）

❿ 世界(せかい)に一(ひと)つだけの花(はな)（15年）

- 大泉逸郎(おおいずみいつろう)
- KAN(カン)
- ZARD(ザード)
- 坂本冬美(さかもとふゆみ)
- 茂森(しげもり)あゆみ・速水(はやみ)けんたろう
- SMAP(スマップ)
- 中島(なかじま)みゆき
- B.B.(ビービー)クィーンズ
- 氷川(ひかわ)きよし
- 美空(みそら)ひばり

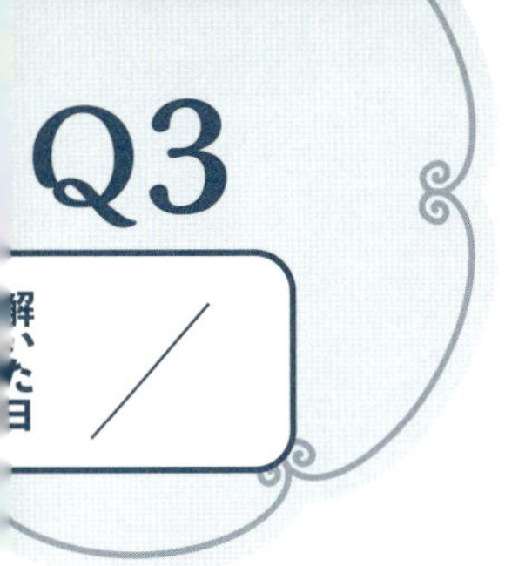

平成前半の直木賞作家と受賞作

作家と受賞作を線で結びましょう。

▶答えは 126 ページ

① 浅田次郎（あさだじろう）	高円寺純情商店街（こうえんじじゅんじょうしょうてんがい）（1 年上半期）
② 伊集院静（いじゅういんしずか）	受け月（うけづき）（4年上半期）
③ 大沢在昌（おおさわありまさ）	佃島ふたり書房（つくだじましょぼう）（4年下半期）
④ 重松清（しげまつきよし）	マークスの山（やま）（5年上半期）
⑤ 篠田節子（しのだせつこ）	新宿鮫（しんじゅくざめ）　無間人形（むげんにんぎょう）（5年下半期）
⑥ 髙村薫（たかむらかおる）	女（おんな）たちのジハード（9年上半期）
⑦ 出久根達郎（でくねたつろう）	鉄道員（ぽっぽや）（9年上半期）
⑧ ねじめ正一（しょういち）	理由（りゆう）（10 年下半期）
⑨ 宮部（みやべ）みゆき	ビタミン F（12 年下半期）
⑩ 山本一力（やまもといちりき）	あかね空（ぞら）（13 年下半期）

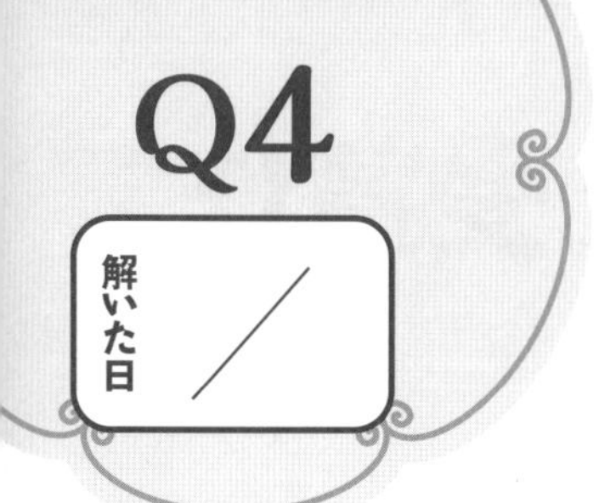

平成の総理大臣

リストの17人の名前をマスから探しましょう。マスには左から右、右から左、上から下、下から上に言葉が入っています。

▶答えは126ページ

村	三	恵	渕	小	橋	菅	直	人	福	海	三
山	晋	夫	康	泉	龍	義	彦	佳	田	部	喜
富	倍	紀	登	純	郎	太	生	麻	康	俊	森
橋	安	由	森	一	夫	野	護	竹	下	樹	山
本	郎	一	喜	澤	宮	宗	熙	鳩	山	由	紀
龍	登	恵	朗	中	太	佑	橋	本	龍	太	郎
太	下	渕	太	曽	郎	羽	護	川	細	喜	一
細	竹	小	生	夫	康	田	福	夫	田	澤	純
川	麻	宮	澤	喜	樹	孜	直	紀	佳	鳩	泉
護	彦	佳	田	野	俊	龍	人	由	恵	渕	小
熙	菅	直	羽	安	倍	晋	村	山	富	市	菅
森	宇	野	宗	佑	海	恵	三	鳩	龍	本	橋

リスト

- ☐ 竹下登（たけしたのぼる）（第74代）
- ☐ 宇野宗佑（うのそうすけ）（第75代）
- ☐ 海部俊樹（かいふとしき）（第76〜77代）
- ☐ 宮澤喜一（みやざわきいち）（第78代）
- ☐ 細川護熙（ほそかわもりひろ）（第79代）
- ☐ 羽田孜（はたつとむ）（第80代）
- ☐ 村山富市（むらやまとみいち）（第81代）
- ☐ 橋本龍太郎（はしもとりゅうたろう）（第82〜83代）
- ☐ 小渕恵三（おぶちけいぞう）（第84代）
- ☐ 森喜朗（もりよしろう）（第85〜86代）
- ☐ 小泉純一郎（こいずみじゅんいちろう）（第87〜89代）
- ☐ 安倍晋三（あべしんぞう）（第90、96〜98代）
- ☐ 福田康夫（ふくだやすお）（第91代）
- ☐ 麻生太郎（あそうたろう）（第92代）
- ☐ 鳩山由紀夫（はとやまゆきお）（第93代）
- ☐ 菅直人（かんなおと）（第94代）
- ☐ 野田佳彦（のだよしひこ）（第95代）

＊年は、とくに記載がないものは、すべて昭和です。

4章

昭和の出来事思い出しクイズ

高度経済成長期からバブル期へ、昭和30年からのにぎやかな世の中の出来事を振り返りましょう。あなた自身の歴史も思い出しながら解くと脳トレ効果がアップします。

昭和30年代前半の世の中

当てはまる言葉をリストから選んで書きましょう。

昭和30年（1955）

❶ 5月、京都大学名誉教授・新村出（しんむらいずる）編の□□□を岩波書店が出版。今や日本を代表する辞書で、最新版は平成30年に刊行された第7版。

❷ 5月、□□□・□□□が3度目の来日。前2回の来日時の通訳で、日本盲人会連合を結成するなどした岩橋武夫（いわはしたけお）の霊前に花をささげるためだった。

❸ 7月、□□□□□□□□開園。日本初の本格的なローラーコースター「ジェットコースター」が登場した。現在は東京ドームシティアトラクションズと改称。

❹ 8月、東京通信工業（ソニーの前身）が、真空管の代わりに□□□□□□を使用して小型化に成功し、このラジオが世界中に輸出された。

昭和31年（1956）

❺ 10月、首相の鳩山一郎（はとやまいちろう）がモスクワに行き、日ソ共同宣言に調印。これにより日本参加を反対する国がなくなり、□□□□に加盟した。

❻ 有史以来の好景気という意味で昭和30～32年ころの好景気を□□□□と称した。それも受け、7月、経済白書は「もはや戦後ではない」と宣言。

昭和32年

❼ 1月、永田武（ながたたけし）を隊長として編成された第1次南極地域観測隊が、観測船「宗谷」で南極大陸に上陸。プレハブで□□□□を建設した。

答え ❶イ ❷サ ❸ウ ❹コ ❺エ ❻ク ❼キ ❽カ ❾セ ❿ア ⓫シ ⓬ケ ⓭ス ⓮オ

（1957）

8 10月、初の□□□□が発行された。翌年発行された1万円札はこれよりひと回り大きいが、ともに表面は聖徳太子の肖像。

9 12月、恩賜上野動物園の東園と西園を結ぶ、日本初の□□□□□開業。レールからぶら下がる懸垂型で、経年劣化で令和5年末に廃止となった。

昭和33年（1958）

10 山口県下関（しものせき）市と福岡県門司（もじ）市（現北九州市）を結ぶ□□□□□□開通。世界初の海底道路で、電車や自動車だけでなく、徒歩でも通行することができる。

11 11月、皇太子と正田美智子（しょうだみちこ）さんのご婚約発表。出会うきっかけとなったテニスや、着ていたVネックのセーターなどが流行する□□□□□□□が起きた。

12 12月、□□□□□完成。333メートルとかつては日本一の高さを誇り、テレビやFMラジオの電波をここから送信していた。

昭和34年（1959）

13 1月、尺貫法が廃止され、□□□□□を完全実施。長さの単位が変わった。

14 7月、□□□□がアメリカで行われた第8回ミス・ユニバース大会で優勝。アジア人では初の快挙。のちに俳優の宝田明（たからだあきら）と結婚した。

リスト

ア 関門（かんもん）トンネル
イ 広辞苑（こうじえん）
ウ 後楽園（こうらくえん）ゆうえんち
エ 国際連合（こくさいれんごう）
オ 児島明子（こじまあきこ）
カ 五千円札（ごせんえんさつ）
キ 昭和基地（しょうわきち）
ク 神武景気（じんむけいき）
ケ 東京（とうきょう）タワー
コ トランジスタ
サ ヘレン・ケラー
シ ミッチーブーム
ス メートル法（ほう）
セ モノレール

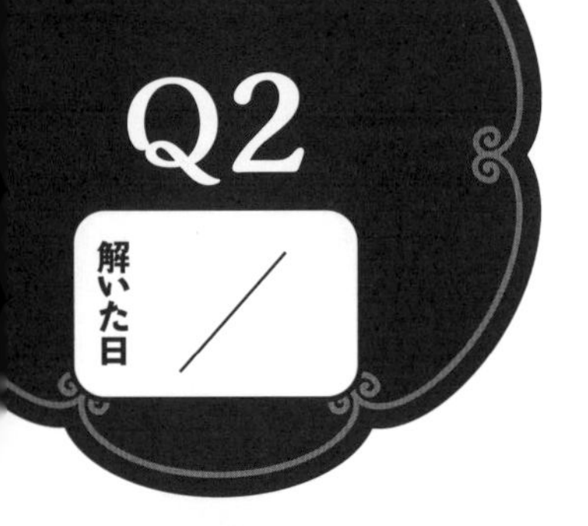

昭和30年代後半の世の中

当てはまる言葉をリストから選んで書きましょう。

昭和35年（1960）

❶ 4月、東日本最初のスポーツタ刊紙として創刊。当初からプロレスに強く、固定ファンを獲得。現在は餃子や唐揚げなどの通信販売も行う。

□□／□□□□

❷ 6月、グラフィック・デザイナー時代の和田誠（わだまこと）がデザインした水色のパッケージのたばこが新発売。当時は1箱70円。40年には売り上げ国内1位、42年には世界1位を記録した。

□□□□／□

❸ 初夏から夏にかけて大流行。半年間で240万個も販売されたという。ビニール製の人形で、腕などに着けて歩いた。

□□□／□□□

昭和36年（1961）

❹ 2月、トニーの愛称の日活スター□□□□□が、撮影所内でのゴーカートの事故で21歳で死去。子役だった江木俊夫（えぎとしお）が一緒に乗らないかと誘われたが、断ったため難を逃れたといわれる。

□□／□□□

❺ 4月、NHK□□□□□□□が始まる。本放送は朝で、再放送が昼。記念すべき第1作目は、獅子文六（ししぶんろく）原作の「娘と私」。主演は北沢彪（きたざわひょう）で女性ではなかった。

□□□□／□□□

❻ 4月、ソ連の宇宙飛行士□□□□□が、人類初の宇宙飛行に成功。「地球は青かった」の名言を残す。

□□□□／□

❼ 8月12日から13日の夜間、東西ベルリンの境界に東ドイツが有刺鉄線などを使って通行を予告もなく遮断。のちに3メートルの高さの壁となった。

□□□□／□□

答え ❶サ ❷シ ❸ク ❹ア ❺セ ❻エ ❼ス ❽イ ❾カ ❿ケ ⓫オ ⓬キ ⓭ウ ⓮コ

昭和37年（1962）

❽ 2月、東京の常住人口が世界で初めて□□□人を突破した。

❾ 戦後初の□□□□□完成。60人乗りの短距離用で、本格的な就航は40年だが、それに先立ち東京オリンピックの聖火を沖縄から運んだ。

昭和38年（1963）

❿ 1月、手塚治虫（てづかおさむ）原作の国産初のテレビ用連続アニメ放送開始。谷川俊太郎（たにかわしゅんたろう）が作詞した主題歌も有名。

⓫ 11月23日、日本とアメリカの間で世界初の宇宙中継が行われた。このとき映し出されたのが衝撃のニュース□□□□□□□暗殺だった。

⓬ 主な働き手であった男性が、サラリーマンや出稼ぎなどで家業に携われなくなり、じいちゃん、ばあちゃん、かあちゃんで行うように。昭和38年の流行語にもなった。

昭和39年（1964）

⓭ 4月、戦中から強い規制を受けていた□□□□が自由化。観光目的で海外に行くことができるようになった。

⓮ 10月10日からの東京オリンピックに間に合わせるため、10月1日に開業。当初は東京～新大阪間をひかりでは4時間、こだまは5時間で結んだ。

リスト

㋐ 赤木圭一郎（あかぎけいいちろう）	㋑ 一千万（いっせんまん）	㋒ 海外渡航（かいがいとこう）	㋓ ガガーリン
㋔ ケネディ大統領（だいとうりょう）	㋕ 国産旅客機（こくさんりょかくき）	㋖ 三ちゃん農業（さんのうぎょう）	㋗ ダッコちゃん
㋘ 鉄腕アトム（てつわん）	㋙ 東海道新幹線（とうかいどうしんかんせん）	㋚ 東京スポーツ（とうきょう）	㋛ ハイライト
㋜ ベルリンの壁（かべ）	㋝ 連続テレビ小説（れんぞくしょうせつ）		

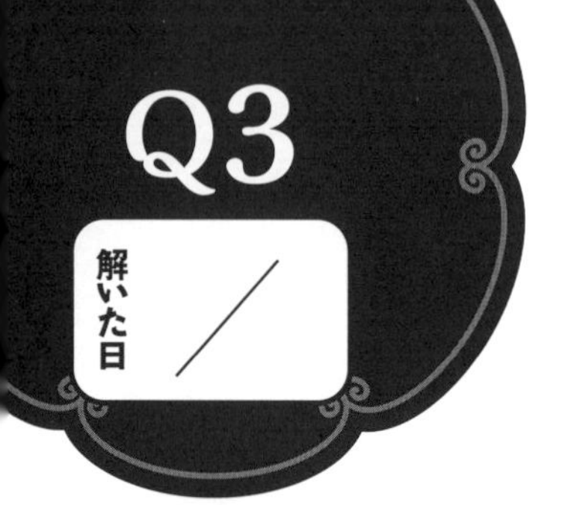

昭和 40 年代前半の世の中

当てはまる言葉をリストから選んで書きましょう。

昭和40年（1965）

❶ 1月、前年の海外渡航制限解除を受け、日本航空が初の海外パッケージツアー□□□□□□を開始。

❷ 6月、佐藤栄作（さとうえいさく）内閣が韓国大統領と日韓□□□□締結。

❸ 9月、国鉄が乗車券などを発売する□□□□□□を開設。近年JR東日本がこれを削減して不便になったと話題に。

昭和41年（1966）

❹ 4月、メートル法への移行に伴い、猶予が認められていた土地や建物についても3月 31 日をもって□□□が使用禁止に。

❺ かつてはテレビ、電気洗濯機、電気冷蔵庫のことを呼び、このころ普及し始めた自家用車、カラーテレビ、クーラーのことを新□□□□□とし、3Cと呼ぶこともあった。

昭和42年（1967）

❻ 佐藤栄作首相が、核兵器を「持たず、作らず、持ち込ませず」の□□□□□を国会で言明。

昭和43年

❼ 10～11 月、東京、京都、北海道、愛知で連続射殺事件が起こる。この事件がこの後、被害者の数や残虐性などで死刑を求刑する基準となった。

答え ❶ク ❷ウ ❸ス ❹キ ❺カ ❻サ ❼コ ❽オ ❾イ ❿エ ⓫セ ⓬シ ⓭ケ ⓮ア

（1968）

❽ 12月10日、東芝府中工場の従業員へ支払うボーナスを乗せた現金輸送車が、白バイの警官を装った人物によって奪われた。

❾ 12月11日、日本人で初めてノーベル文学賞を受賞。代表作は『雪国』『伊豆の踊子』など。このとき、三島由紀夫（みしまゆきお）も候補となっていた。

❿ この年、西ドイツ（当時）を抜き、アメリカに次いで世界2位となった。

昭和44年（1969）

⓫ 1月18～19日、全学共闘会議と新左翼の学生が東京大学□□□□を占拠。大学から依頼を受けた警視庁の機動隊が封鎖解除を行った。

⓬ 2月、新宿駅西口地下広場で数人の若者が反戦歌を歌い始めた。やがて5000人以上が集まるようになり、6月28日、機動隊と衝突。多くの逮捕者を出した。

⓭ 3月、土居（どい）まさる、みのもんたなどによる文化放送の深夜放送が始まる。45年からパーソナリティーとなった落合恵子（おちあいけいこ）はレモンちゃんの愛称で人気に。

⓮ 7月、アメリカの宇宙飛行士がこれで人類初の月面着陸に成功。岩石試料も採取した。

リスト

㋐ アポロ11号（ごう）
㋑ 川端康成（かわばたやすなり）
㋒ 基本条約（きほんじょうやく）
㋓ 国民総生産（こくみんそうせいさん）
㋔ 三億円事件（さんおくえんじけん）
㋕ 三種の神器（さんしゅのじんぎ）
㋖ 尺貫法（しゃっかんほう）
㋗ ジャルパック
㋘ セイ！ヤング
㋙ 永山事件（ながやまじけん）
㋚ 非核三原則（ひかくさんげんそく）
㋛ フォークゲリラ
㋜ みどりの窓口（まどぐち）
㋝ 安田講堂（やすだこうどう）

昭和40年代後半の世の中

当てはまる言葉をリストから選んで書きましょう。

昭和45年（1970）

❶ 3月31日、赤軍派の9人が日航機を乗っとった。犯人は飛行機で北朝鮮へ行き、亡命した。

□□□□□□
□□□□□

❷ 10月、国鉄が国内旅行を促すキャンペーンを開始。その一環のテレビ番組が「遠くへ行きたい」で、現在まで続く長寿番組に。

□□□□□□
・□□□□

昭和47年（1972）

❸ 1月、グァム島で旧日本陸軍軍人□□□□が発見され、2月に帰国。記者会見のときに発した「恥ずかしながら帰って参りました」が流行語になる。

□□□□

❹ 2月3～13日、日本で開催された。テーマソングの『虹と雪のバラード』がヒット。フィギュアスケートのジャネット・リンが銀盤の妖精と呼ばれ人気に。

□□□□
□□□□

❺ 2月19日、連合赤軍の5人が軽井沢にあった企業の保養施設に立てこもった。この様子はテレビで生中継されて高視聴率を記録。

□□□□
□□□

❻ 3月から始まった発掘調査で、彩色を施した壁画が発見される。人物などを描いたこの壁画は昭和49年に国宝に指定された。

□□□
□□

❼ 5月15日、□□□□。それまでは対日講和条約によってアメリカの統治下にあり、本土から行くのにパスポートが必要だった。

□□□□

答え ❶ス ❷ケ ❸シ ❹カ ❺ア ❻ク ❼イ ❽サ ❾エ ❿キ ⓫オ ⓬ウ ⓭コ

昭和48年（1973）

❽ 2月、□□□□□始まる。それまでは1ドル＝360円の時代が続き、その後1ドル＝308円と固定相場だった。

❾ 8月8日、韓国の政治家□□□が滞在中の日本のホテルから拉致されて韓国に連れ戻される事件が起きる。

❿ 11月29日、熊本県熊本市で開店時間中に火災が起こる。死者104人、負傷者67人を出す大惨事となり、その後の消防法の改正のきっかけとなった。

⓫ このころ□□□□□□□に乳幼児を捨てることが多発。村上龍（むらかみりゅう）の小説のタイトルにもなった。

昭和49年（1974）

⓬ 2月、フィリピンのルバング島で30年間、ゲリラ活動を行っていた旧日本陸軍士官□□□□□が発見され、3月、日本に帰国した。

⓭ 8月、池田理代子（いけだりよこ）の漫画が原作の□□□□□□□□が宝塚歌劇団で上演される。歌舞伎出身の映画スター・長谷川一夫（はせがわかずお）が演出を手掛けたことも話題に。

リスト

- ㋐ あさま山荘事件（さんそうじけん）
- ㋑ 沖縄返還（おきなわへんかん）
- ㋒ 小野田寛郎（おのだひろお）
- ㋓ 金大中（きんだいちゅう）
- ㋔ コインロッカー
- ㋕ 札幌（さっぽろ）オリンピック
- ㋖ 大洋（たいよう）デパート
- ㋗ 高松塚古墳（たかまつづかこふん）
- ㋘ ディスカバー・ジャパン
- ㋙ ベルサイユのばら
- ㋚ 変動相場制（へんどうそうばせい）
- ㋛ 横井庄一（よこいしょういち）
- ㋜ よど号（ごう）ハイジャック事件（じけん）

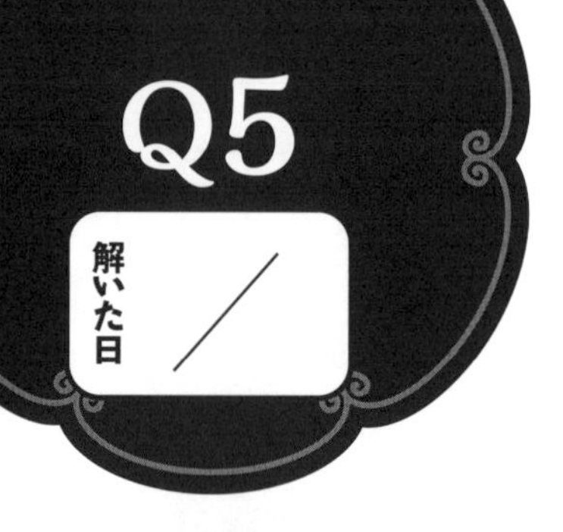

昭和50年代前半の世の中

当てはまる言葉をリストから選んで書きましょう。

昭和50年（1975）

❶ 本土復帰記念事業として7月から半年間開催。入場者は約350万人で目標を下回り、終了後、現地では倒産が相次いだ。

❷ 4月30日、□□□□□□。ホー・チ・ミンが率いる北ベトナムと南ベトナムとの間で、36年に始まった戦争がようやく終結した。

❸ 田部井淳子（たべいじゅんこ）が女性で初めて□□□□□□□に成功する。彼女はその後、7大陸最高峰を制した。

昭和51年（1976）

❹ 1月31日、夫がNHK記者の山下家に日本初の□□□が誕生した。

❺ 2月、アメリカの航空機メーカー□□□□□社が日本の政界に多額の賄賂を贈ったことが判明。小佐野賢治（おさのけんじ）らが国会で証人喚問を受けた。

❻ 3月23日、セスナ機が東京都世田谷区の□□□□□邸に突っ込んだ。飛行機は炎上し操縦者は死亡。屋敷内の1人がやけどを負った。

昭和52年

❼ 1月、電話ボックスに置かれていた□□□を飲んだ高校生が死亡。その後、連続して起こり□□□□□□無差別殺人事件と呼ばれる。

答え ❶エ ❷ク ❸イ ❹ア ❺セ ❻キ ❼シ ❽ス ❾ケ  ❿オ 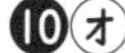 ⓫コ 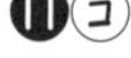 ⓬サ 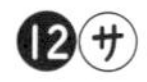 ⓭カ ⓮ウ

（1977）

❽ 7月、アメリカのケープカナベラル空軍基地から日本初の気象衛星が打ち上げられた。翌年から本格運用を開始し、平成元年に役目を終えた。

❾ 9月30日、NHK教育テレビでの放送を最後に□□□□廃止。再放送を除きすべてのテレビ番組がカラーになった。

昭和53年（1978）

❿ 4月、「普通の女の子に戻りたい」という言葉を残し、解散。最後のシングル「微笑がえし」が最初で最後のオリコン1位を獲得する。

⓫ 5月20日、成田国際空港開港。羽田の発着回数が限界に達したことから造られ、当時は□□□国際空港という名称だった。平成16年に改称。

⓬ 6月に株式会社タイトーから発表されたゲーム機。ゲームセンターだけでなく、喫茶店などにゲームをはめ込んだテーブルが設置され、社会現象に。

昭和54年（1979）

⓭ 国公立大学入試制度改革で、5教科7科目をマークシートで答える試験が導入された。平成元年まで、毎年1月に行われた。

⓮ 6月28～29日、日本では初の開催となる先進国首脳会議、通称・東京サミットが開催された。日本からは当時の首相□□□□が出席。

リスト

㋐ 五つ子（いつご）
㋑ エベレスト登頂（とうちょう）
㋒ 大平正芳（おおひらまさよし）
㋓ 沖縄国際海洋博覧会（おきなわこくさいかいようはくらんかい）
㋔ キャンディーズ
㋕ 共通一次試験（きょうつういちじしけん）
㋖ 児玉誉士夫（こだまよしお）
㋗ サイゴン陥落（かんらく）
㋘ 白黒放送（しろくろほうそう）
㋙ 新東京（しんとうきょう）
㋚ スペースインベーダー
㋛ 青酸コーラ（せいさん）
㋜ ひまわり
㋝ ロッキード

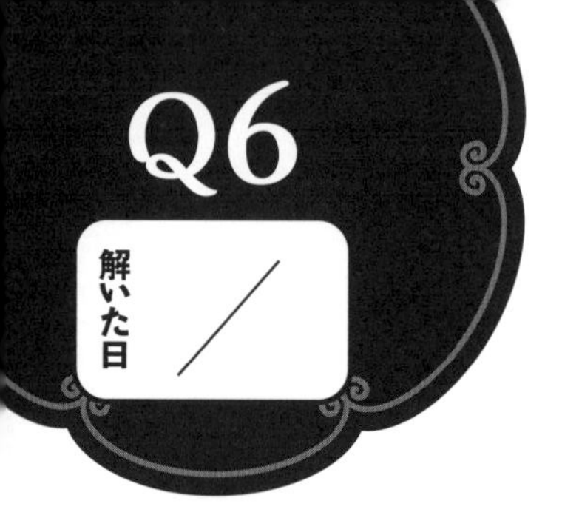

昭和50年代後半の世の中

当てはまる言葉をリストから選んで書きましょう。

昭和55年（1980）

❶ 1月、コンサートのため来日した□□□・□□□□□□□が、大麻所持で逮捕され、強制送還された。

□□□・□□
□□□□□

❷ 3月、□□□□が婚約発表。10月5日の日本武道館コンサートを最後に引退した。

□□□□

❸ 9月、□□□□□□□病院で、正常な子宮や卵巣などを摘出していたり、資格がない理事長が検査を行っていたりしたことが発覚。

□□□
□□□□

昭和56年（1981）

❹ 4月、インドで貧民救済活動を行い、2年前にノーベル平和賞を受賞した□□□・□□□が初来日。

□□□・
□□□

❺ 8月22日、台湾の航空会社の飛行機が空中分解して墜落。乗員、乗客全員が死亡。犠牲者には日本の人気作家が含まれていた。

□□□□

昭和57年（1982）

❻ 2月9日、着陸寸前の日航機が羽田空港沖で墜落。機長が意図的に行ったことがわかり、副操縦士が発した「機長やめてください」や「□□□」が流行語に。

□□□

❼ 6月、盛岡駅から大宮駅までの区間が開業、60年に上野駅まで開通し、さらに平成3年6月に東京駅まで延伸された。

□□□□
□

答え ❶ケ ❷ス ❸ク ❹コ ❺シ ❻ア ❼カ ❽エ ❾ウ ❿キ ⓫オ ⓬イ ⓭サ

8 三越の「古代ペルシア秘宝展」の展示物のほとんどが偽物であることが発覚。社長と愛人の□□□□が特別背任罪で逮捕された。

□□□□

昭和58年（1983）

9 東北大学で初めての体外受精に成功し、10月に女児が誕生。当時はこう呼ばれた。

□□□
□□□

10 訓練生が訓練中に死亡したり、行方不明になったりすることが多発していることが発覚した。

□□□□□
□□□□

昭和59年（1984）

11 中江滋樹（なかえしげき）の経営する投資会社が違法な手段で金を集めていたとして、会長の中江らが逮捕された。

□□□□□
□□□□

12 10月、オーストラリアのタロンガ動物園から東京の多摩動物公園、名古屋の東山動植物園、鹿児島の鹿児島市平川動物公園に贈られた。各園それぞれ11月20日に一般公開を開始した。

□□□

13 紅白歌合戦で引退する□□□□に、司会のアナウンサーが違う歌手の名前を呼びそうになり話題となった。

□□□□

リスト

- ㋐ 逆噴射（ぎゃくふんしゃ）
- ㋑ コアラ
- ㋒ 試験管（しけんかん）ベビー
- ㋓ 竹久（たけひさ）みち
- ㋔ 投資（とうし）ジャーナル事件（じけん）
- ㋕ 東北新幹線（とうほくしんかんせん）
- ㋖ 戸塚（とつか）ヨットスクール
- ㋗ 富士見産婦人科（ふじみさんふじんか）
- ㋘ ポール・マッカートニー
- ㋙ マザー・テレサ
- ㋚ 都（みやこ）はるみ
- ㋛ 向田邦子（むこうだくにこ）
- ㋜ 山口百恵（やまぐちももえ）

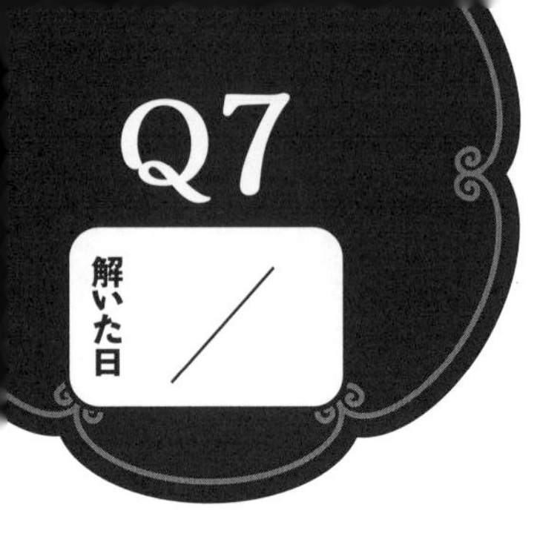

昭和 60 年代の世の中

当てはまる言葉をリストから選んで書きましょう。

昭和60年（1985）

❶ 27 年に発足した日本電信電話公社が民営化。資本金 7800 億円、総資産 10 兆円、従業員数 31 万 4000 人の日本最大の株式会社が誕生した。 □□□

❷ 4 月に放送を開始したフジテレビの「夕やけニャンニャン」から誕生したアイドルグループが人気となる。 □□□□ □□□□

昭和61年（1986）

❸ 4 月、76 年かけて太陽の周りを楕円軌道で一周する□□□□□が大接近。次に出現するのは 2061 年とされている。 □□□ □□

❹ 9 月、□□□□□が日本社会党の党首に就任。日本初の女性党首の誕生となった。 □□ □□□

❺ 12 月、当時交際していた女性に契約記者が怪我を負わせたことに怒り、タレントのビートたけしら 12 人が抗議、暴行・傷害に及んで逮捕された。 □□□□□ □□□□

昭和62年（1987）

❻ 国鉄が4月 1 日に民営化、分割され、7つの会社が誕生した。 □□

❼ 歌人俵万智（たわらまち）の歌集が 5 月に発刊され、ベストセラーに。角川書店から発刊される予定が上層部の反対にあい、河出書房新社から刊行された。 □□□ □□□

答え ❶イ ❷ウ ❸コ ❹ク ❺サ ❻オ ❼エ ❽ア ❾シ ❿セ ⓫キ ⓬ケ ⓭ス ⓮カ

昭和62年（1987）（続き）

❽ 5月3日、散弾銃を持った男が神戸支局に侵入。社員1人が死亡、1人が重傷を負った。1月や9月にも同じ会社を狙った銃撃事件が起きた。

❾ 10月19日の月曜日、ニューヨーク株式市場で株価が大暴落。これに連動して東京市場も株価が大暴落したが、のちに回復した。

昭和63年（1988）

❿ 就職や住宅の情報を提供する□□□□□社が、与党議員や経済界などの幹部へ未公開株を配るなどしたことが発覚。政財界を揺るがす大事件に。

⓫ 4月、岡山県児島（こじま）と香川県坂出（さかいで）とを結ぶ橋の児島－坂出ルートが開通。道路部は瀬戸（せと）中央自動車道と呼ばれ、鉄道部は本四備讃線（ほんしびさんせん）という。

⓬ 7月23日、海上自衛隊の潜水艦と遊漁船第一富士丸が衝突。漁船の乗組員30名が死亡、17名が重軽傷を負った。

⓭ ベトナムで下半身がつながって生まれた結合双生児。ひとりが急性脳症となり、10月、日本から医師団が派遣され分離する手術が行われた。

昭和64年（1989）

⓮ 1月7日、□□□□崩御。実在が確認できる天皇の中では最長の在位を記録。名は裕仁（ひろひと）。

リスト

㋐ 朝日新聞襲撃事件（あさひしんぶんしゅうげきじけん）
㋑ NTT
㋒ おニャン子（こ）クラブ
㋓ サラダ記念日（きねんび）
㋔ JR
㋕ 昭和天皇（しょうわてんのう）
㋖ 瀬戸大橋開通（せとおおはしかいつう）
㋗ 土井（どい）たか子（こ）
㋘ なだしお事件（じけん）
㋙ ハレー彗星（すいせい）
㋚ フライデー襲撃事件（しゅうげきじけん）
㋛ ブラックマンデー
㋜ ベトちゃんドクちゃん
㋝ リクルート

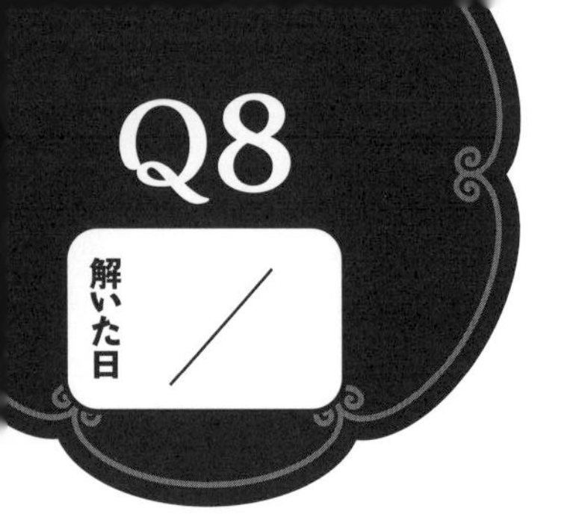

「スター誕生！」出身歌手

当てはまる歌手名をリストから選んで書きましょう。

❶ 13歳で出場し、初代グランドチャンピオンに。47年『せんせい』でデビュー。このほか、『越冬つばめ』などがヒット、演歌歌手として活躍。

□□□

❷ 第7回チャンピオンに輝く。48年、『イルカにのった少年』でデビュー。あいざき進也（しんや）、豊川誕（とよかわじょう）とともに新新御三家とも呼ばれることも。

□□□□

❸ 同じ年齢の❶が活躍しているのを見て番組に応募、20社から指名を受ける。48年デビュー。5枚目のシングル『ひと夏の経験』が大ヒット。

□□□□

❹ 番組中最高得点を獲得し、25社からスカウトを受けた。48年『天使も夢みる』でデビュー。このときの帽子がエンジェルハットと呼ばれるように。

□□□□

❺ 49年に合格。50年に歌手としてデビューするが、女優に転向。2時間ドラマの女王と呼ばれるほど、数多くの2時間ドラマに出演。

□□□□□

❻ 番組内で芸名を公募したが、49年、本名で『ひまわり娘』でデビュー。『木枯しの二人』『乙女のワルツ』などもヒット。

□□□□

❼ 番組では小坂明子（こさかあきこ）の『あなた』を歌い、最優秀賞を受賞。50年、『二重唱（デュエット）』でデビュー。歌手の□□良美は実の妹。

□□□□

答え ❶シ ❷ケ ❸ス ❹キ ❺オ ❻イ ❼ウ ❽サ ❾ア ❿エ ⓫コ ⓬カ ⓭ク

8 51年、デビュー。男性としては最多の17社から札が上がった。2枚目のシングル『嫁に来ないか』でレコード大賞新人賞を受賞、紅白初出場を果たす。

9 たれ目と八重歯がチャームポイントで、デビュー前からファンがつき、決戦大会で声援が飛んだ。53年、『狼なんか怖くない』でデビュー。

10 清水由貴子（しみずゆきこ）の『お元気ですか』を歌って合格。55年にデビュー。『春なのに』などシンガーソングライター中島（なかじま）みゆきの楽曲を歌った。

11 3度目の正直で、山口百恵（やまぐちももえ）の『夢先案内人』を歌って合格。57年『スローモーション』でデビュー。松田聖子（まつだせいこ）とともにアイドルの二強となった。

12 石野真子（いしのまこ）の『彼が初恋』を歌い合格。石野と同じ事務所、レコード会社と契約し、57年にデビュー。『渚のはいから人魚』が初のオリコン1位に。

13 53年にデビューし、3枚目のシングル『Deep』でレコード大賞新人賞を受賞。NHKの「レッツゴーヤング」のサンデーズのメンバーだった。

リスト

ア 石野真子（いしのまこ）　イ 伊藤咲子（いとうさきこ）　ウ 岩崎宏美（いわさきひろみ）　エ 柏原芳恵（かしわばらよしえ）
オ 片平なぎさ（かたひら）　カ 小泉今日子（こいずみきょうこ）　キ 桜田淳子（さくらだじゅんこ）　ク 渋谷哲平（しぶやてっぺい）
ケ 城みちる（じょう）　コ 中森明菜（なかもりあきな）　サ 新沼謙治（にいぬまけんじ）　シ 森昌子（もりまさこ）
ス 山口百恵（やまぐちももえ）

ヒットCMとキャッチコピー

当てはまる言葉をリストから選んで書きましょう。

❶ 南利明がカレーを食べながら名古屋弁で「□□□もあるでヨー」というのは、44年発売のオリエンタルスナックカレーのCM。

❷ 『天国と地獄　序曲』にのせて「カステラ一番、電話は二番、三時のおやつは□□□」と、仔ぐまのぬいぐるみが踊る。

❸ 44年、走り去る車が巻き起こした風で女性のスカートがめくれ上がり「オー！□□□□」と叫ぶ丸善石油のハイオクガソリンのCMが、一世を風靡。

❹ 45年、『大脱走』などに出たハリウッドスター、チャールズ・ブロンソンがCMに登場。顎をなでながらいう「う〜ん、□□□□」を、みんながまねした。

❺ 髪をなびかせた女性が「ふりむかないで××の人〜」という歌詞のところで振り返るのは、45年から続いた□□□□シャンプーのCM。

❻ 「いま〜、なんどきですか？」という問いに「はーい□□□□どきよ」と答えるのは、48年発売の「ハウスシャンメン　しょうゆ味」のCM。

❼ 50年、石立鉄男と嵐山光三郎が出演したエースコックのカップ焼きそばのCMで、「自分で□□□□しなさい」が流行語に。

答え ❶ク ❷サ ❸ス ❹シ ❺イ ❻セ ❼ケ ❽キ ❾ウ ❿コ ⓫ア ⓬エ ⓭オ ⓮カ

❽ 51年、□□□□□□のCMでは、萩本欽一（はぎもときんいち）が「どっちが得か、よーく考えてみよう」と、それまでのフィルムを投げ捨て、24枚撮りをアピール。

❾ 52年、「ヒャクエンで…」ではじまる□□□□ポテトチップスのCMに出演した藤谷美和子（ふじたにみわこ）は、これがきっかけで人気者に。

❿ 55年、晴れ着姿の樹木希林（ききききりん）に、店員の岸本加世子（きしもとかよこ）が「美しい人はより美しく、そうでない方はそれなりに」といい流行語となったのは□□□□□□のCM。

⓫ 55年発売のこれは当時の常識を覆すもので、2年後の戸川純（とがわじゅん）が「おしりだって洗ってほしい」と呼びかけるCMは世間に衝撃を与えた。

⓬ 59年に始まった「私はこれで会社を辞めました」と、男性が自分の小指を立てるのは□□□□□のCM。

⓭ 61年、町内会婦人部の集まりという設定で「タンスにゴン、亭主元気で留守がいい」と唱和される□□□□□□のCMが話題に。

⓮ 62年、中外製薬の□□□□□のCMで、高田純次（たかだじゅんじ）が「5時まで男、5時から男」を体現。このころは終業後も元気に遊ぶ会社員も多かった。

リスト

㋐ ウォシュレット　㋑ エメロン　㋒ カルビー　㋓ 禁煙（きんえん）パイポ
㋔ KINCHO（キンチョー）　㋕ グロンサン　㋖ サクラカラー　㋗ ハヤシ
㋘ バンバン　㋙ 富士（ふじ）フイルム　㋚ 文明堂（ぶんめいどう）　㋛ マンダム
㋜ モーレツ　㋝ ラーメン

昭和に読まれた雑誌

当てはまる雑誌名をリストから選んで書きましょう。

❶ 大正 12 年に新聞社が創刊した週刊グラフ誌。平成 12 年 10 月 15 日増刊号「シドニー・オリンピック総集編」をもって休刊した。

❷ 大正 14 年創刊。学年ごとにあったが、現在ほかの学年は休刊。かわりに学年を問わない『小学 8 年生』が発行されている。

❸ 21 年の創刊号の表紙はタイロン・パワーと原節子。映画評論家の双葉十三郎の名物連載「ぼくの採点表」は 48 年続いた。ライバルは『ロードショー』。

❹ 31 年創刊の旺文社の学年別学習雑誌。高校生向けまで学年ごとにあった。高校 3 年生向けの『螢雪時代』のみ現在も刊行されている。

❺ 32 年創刊の初の女性向け週刊誌。当初は河出書房から発刊されていたが、4 号で倒産に伴い休刊。同年に主婦と生活社から発行されるように。

❻ 33 年創刊。当初は三島由紀夫のエッセイの連載などをしていたが、『週刊平凡』が創刊されてからは、芸能人の結婚記事などをとりあげる芸能週刊誌に。

❼ 34 年創刊の初の週刊少年漫画誌のひとつで、創刊号の表紙は朝潮だった。『あしたのジョー』『巨人の星』など多くの人気作が生まれた。

答え ❶㋐ ❷㋕ ❸㋘ ❹㋙ ❺㋑ ❻㋔ ❼㋗ ❽㋖ ❾㋒ ❿㋝ ⓫㋓ ⓬㋛ ⓭㋚ ⓮㋜

8 34年創刊の初の週刊少年漫画誌のひとつで、創刊号の表紙は長嶋茂雄（ながしましげお）。『おそ松くん』『うる星やつら』など多くの人気作が生まれた。

9 37年創刊の日本で最も長く続くテレビ情報誌。創刊号の表紙を飾ったのは、この年にNHKからフリーになったアナウンサーの高橋圭三（たかはしけいぞう）だった。

10 39年の創刊号の表紙は大橋歩（おおはしあゆみ）のイラスト。男性のファッションや風俗などの情報だけでなく、グラビアが人気だった。

11 41年創刊。プレイメイトが登場するアメリカの雑誌とは無関係。アダルト路線に走った時期もあったが、総合情報誌として今なお発刊。

12 47年に大学生が始めた。映画や演劇鑑賞の必須アイテムで、イラストレーター及川正通（おいかわまさみち）が描く似顔絵が目印だった。のちにチケットの販売も手がけるように。

13 55年創刊の女性向けの就職・転職情報誌。女性がキャリアアップを目指して転職することを指す言葉ともなった。

14 56年創刊。写真週刊誌の先駆けで、田中角栄（たなかかくえい）元首相の法廷写真などを掲載し、話題に。後追いで『フライデー』や『フラッシュ』などが創刊された。

リスト

ア アサヒグラフ	イ 週刊女性（しゅうかんじょせい）	ウ 週刊TVガイド（しゅうかんテレビ）	エ 週刊プレイボーイ（しゅうかん）
オ 週刊明星（しゅうかんみょうじょう）	カ 小学一年生（しょうがくいちねんせい）	キ 少年サンデー（しょうねん）	ク 少年マガジン（しょうねん）
ケ スクリーン	コ 中一時代（ちゅういちじだい）	サ とらばーゆ	シ ぴあ
ス フォーカス	セ 平凡パンチ（へいぼん）		

昭和 50 ～ 60 年代の出来事の間違い探しです。

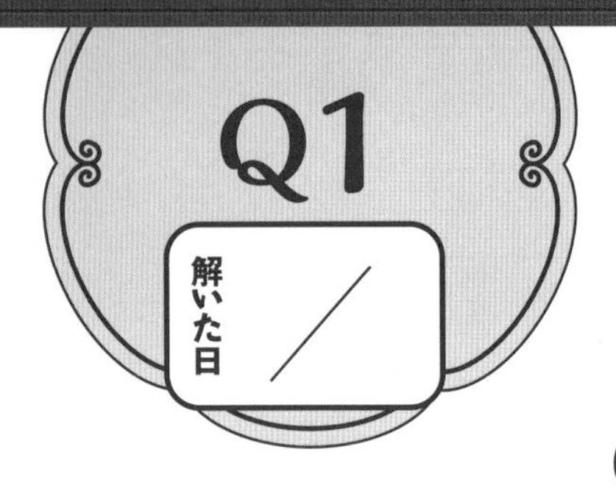

ピンク・レディーデビュー

間違い 7 か所 ▶答えは 126 ページ

オーディション番組「スター誕生！」を経て、51 年にデビューしたピンク・レディー。斬新な衣装と振りつけで、たちまちスターに。子どもたちは夢中で覚え、踊りながら歌いました。

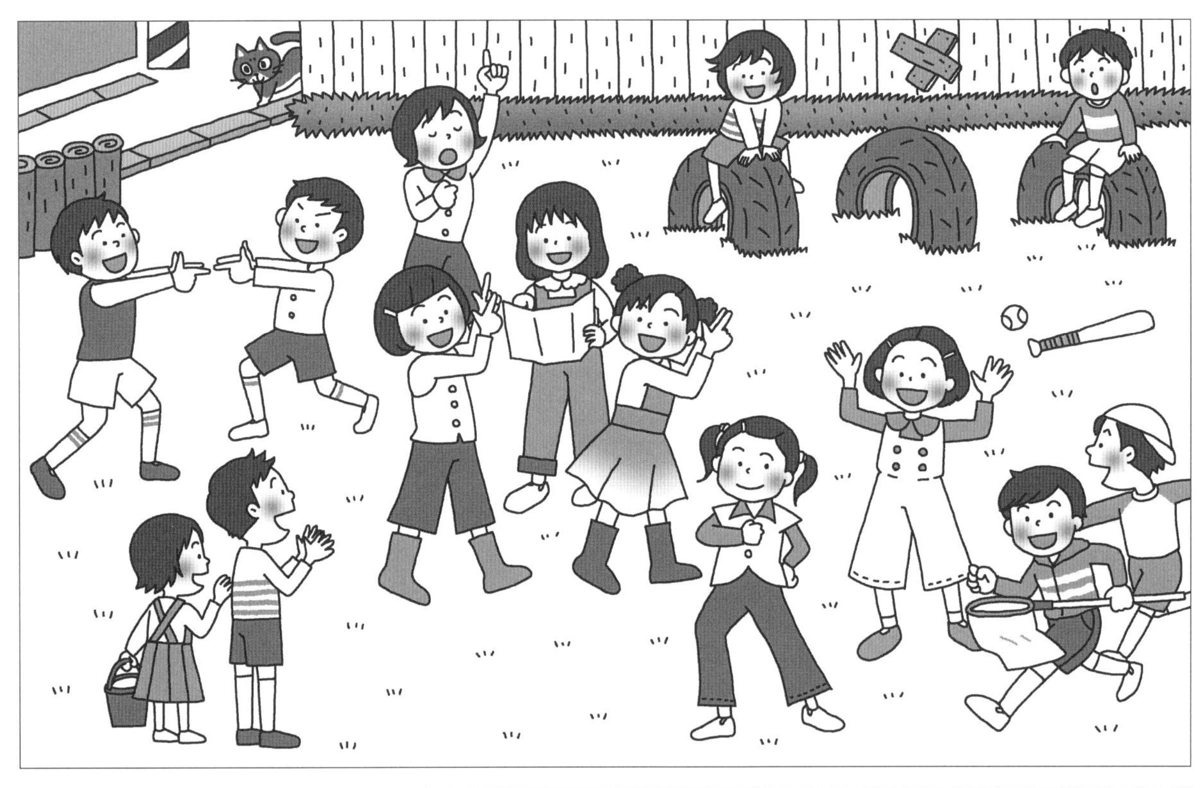

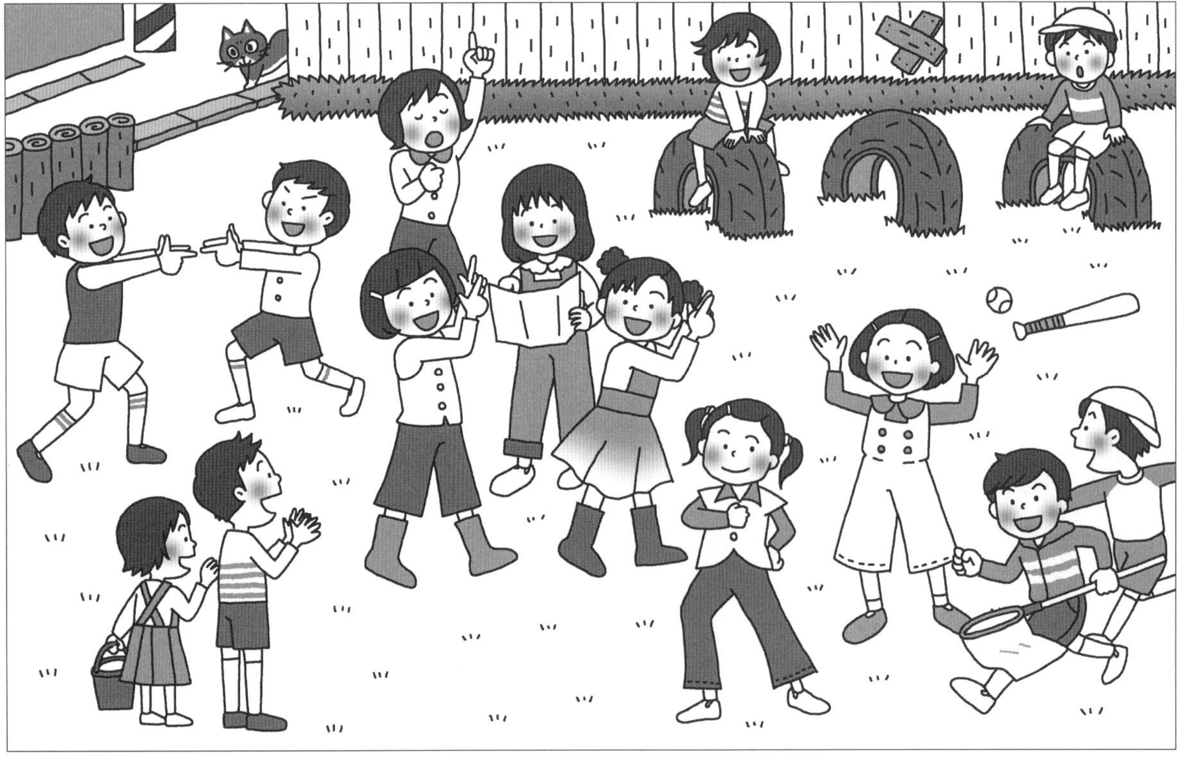

プリントゴッコ登場

間違い 7 か所

▶答えは 126 ページ

年賀状のあいさつが欠かせず、ゴム判やいも判なども駆使していた昭和時代。52 年に画期的な家庭用印刷機が登場し、大ヒット！

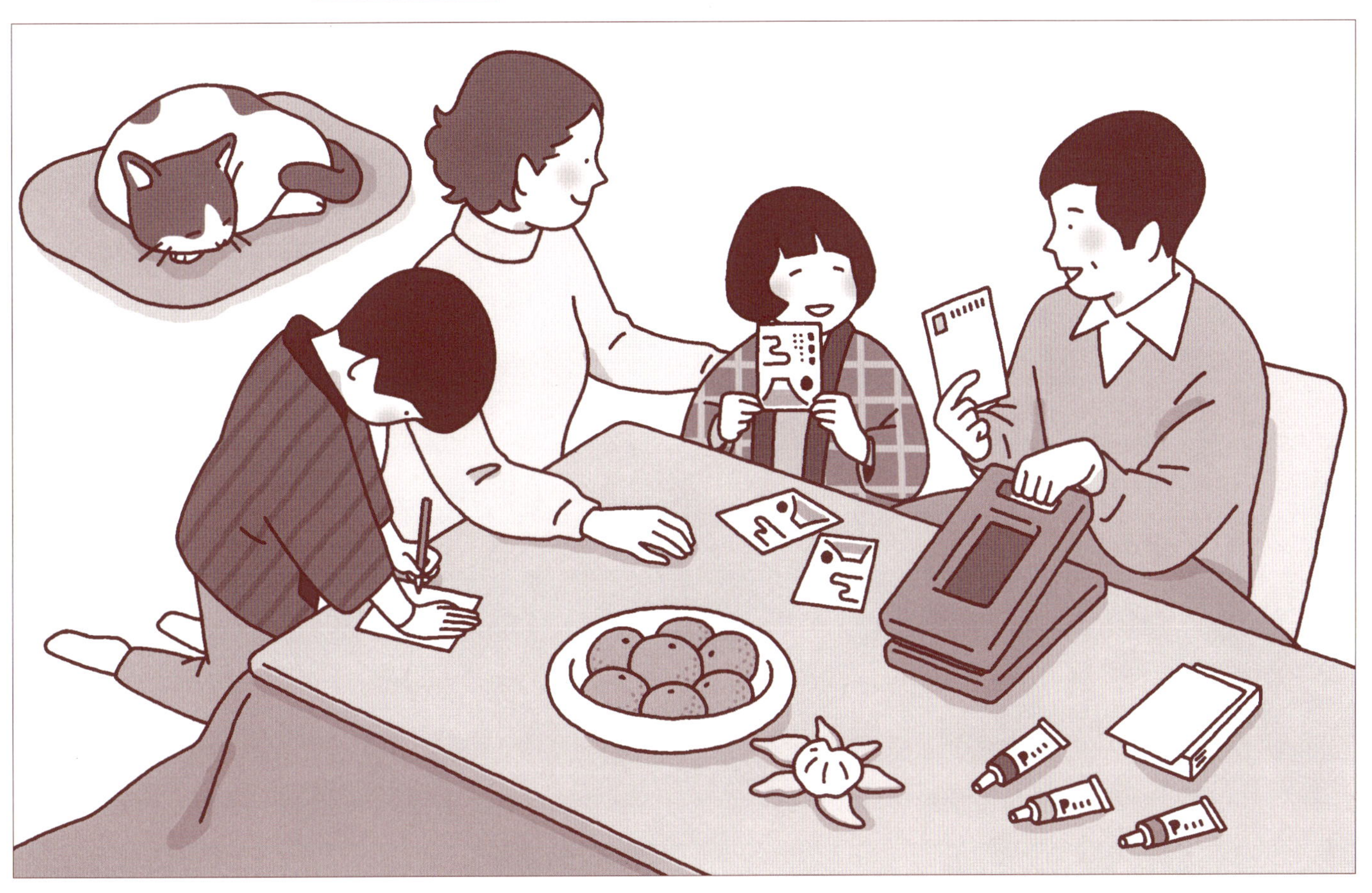

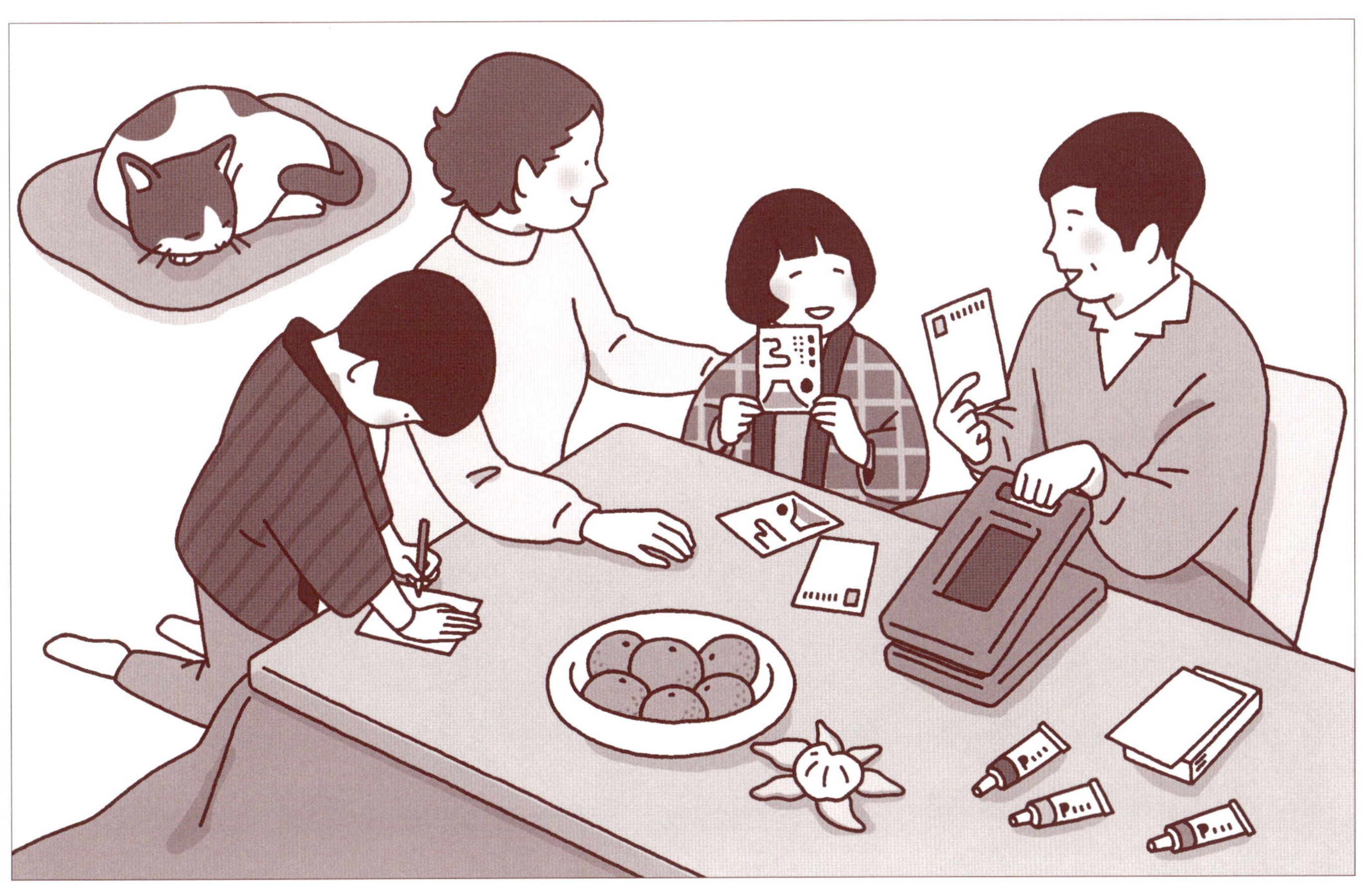

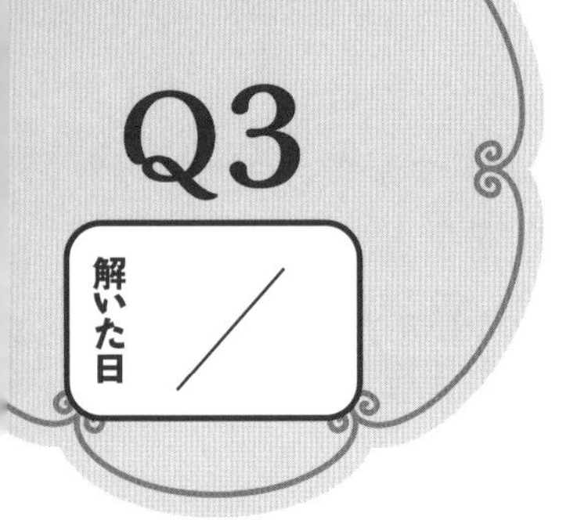

インベーダーゲーム大流行

間違い 7 か所

▶答えは 127 ページ

53年、タイトーが世に送り出した「スペースインベーダー」は、瞬く間にブームに。テーブル型のゲーム機が主流で、喫茶店などで 100 円玉を手に遊ぶ光景が日常でした。

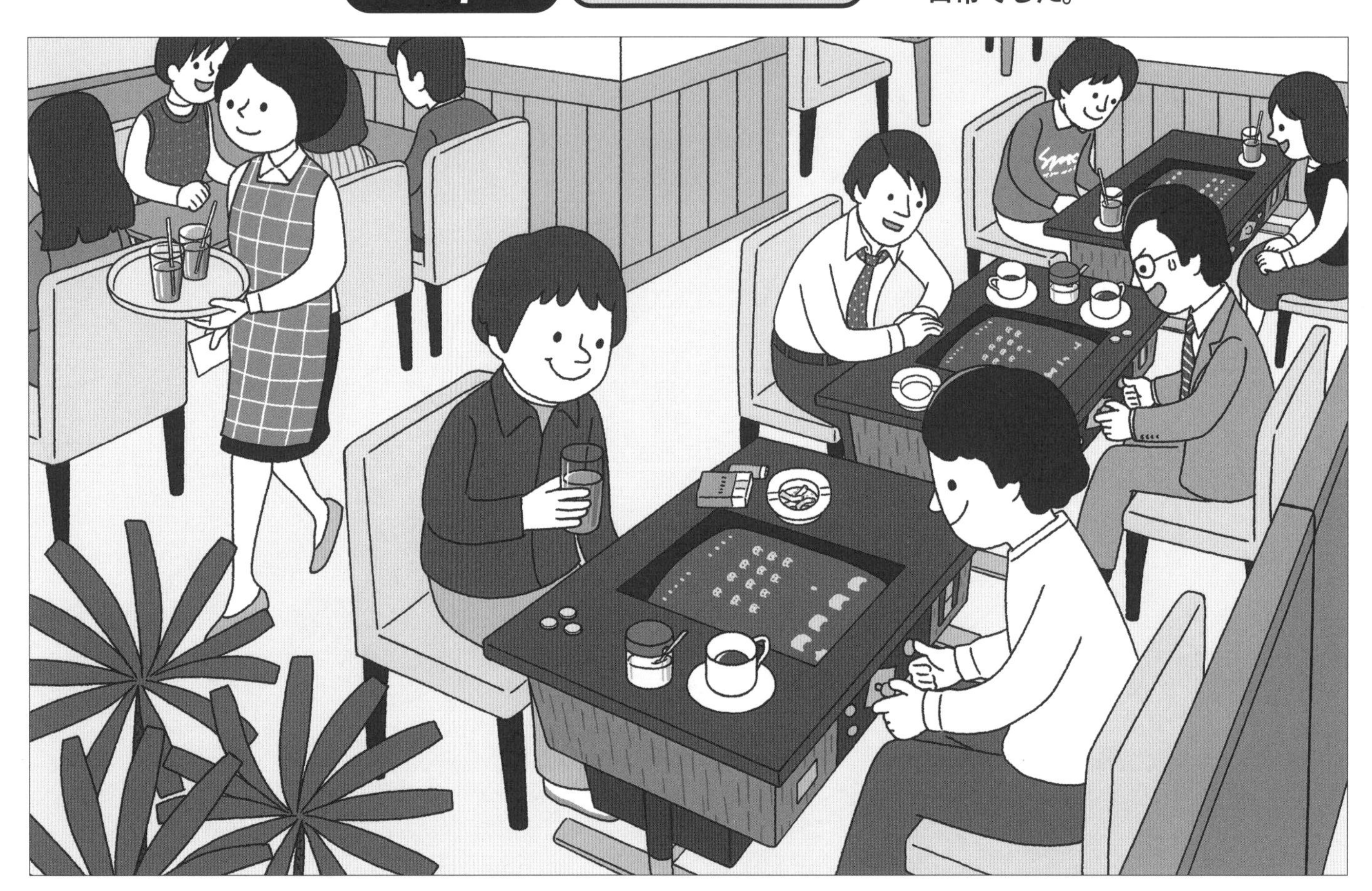

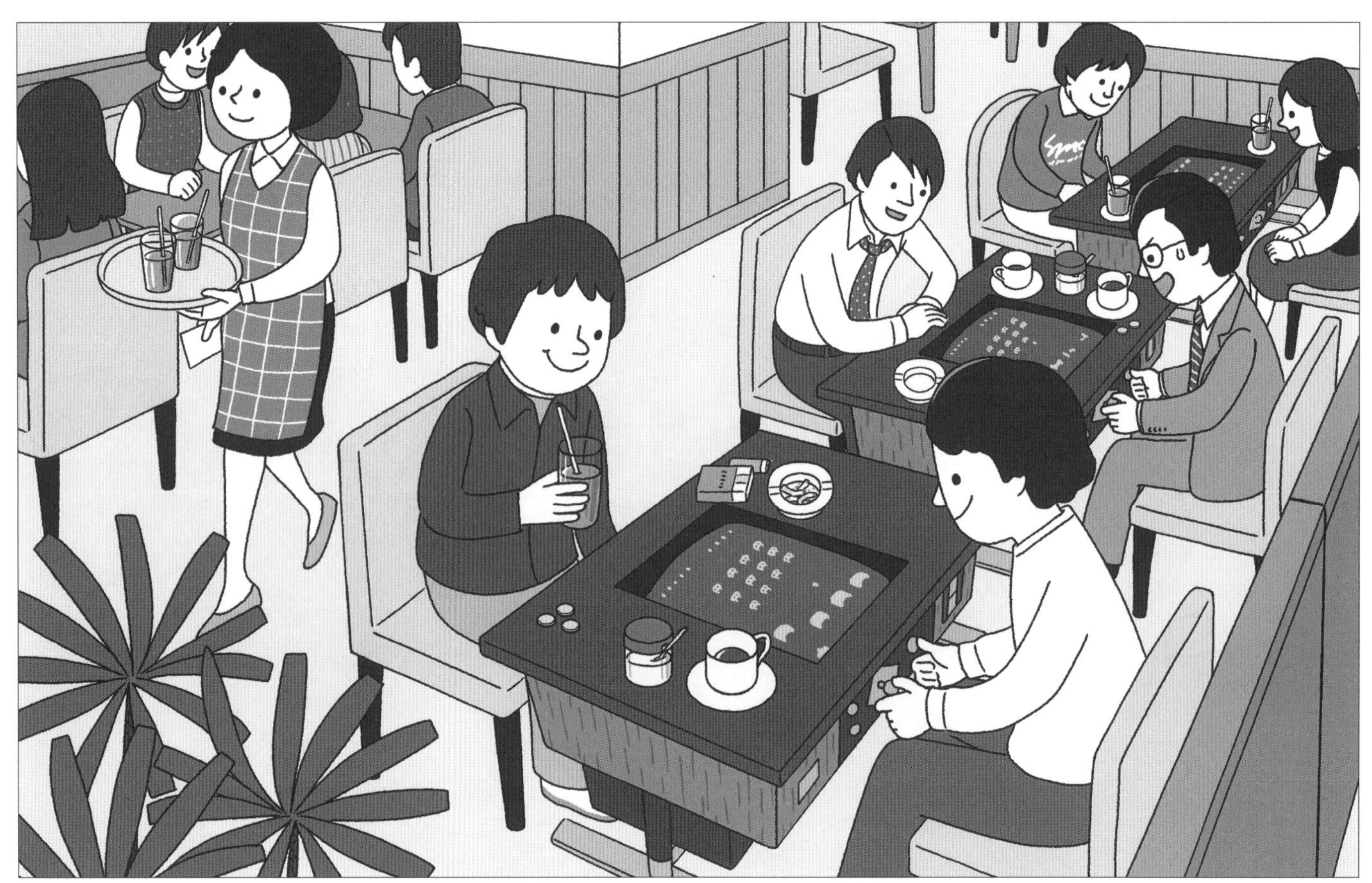

ウォークマン誕生

間違い 8 か所 ▶答えは 127 ページ

54 年、ソニーが発売したポータブルオーディオプレイヤー、ウォークマン。発売当初の価格は 3 万 3000 円。「音楽を持ち歩く」文化の誕生に、若者たちが飛びつきました。

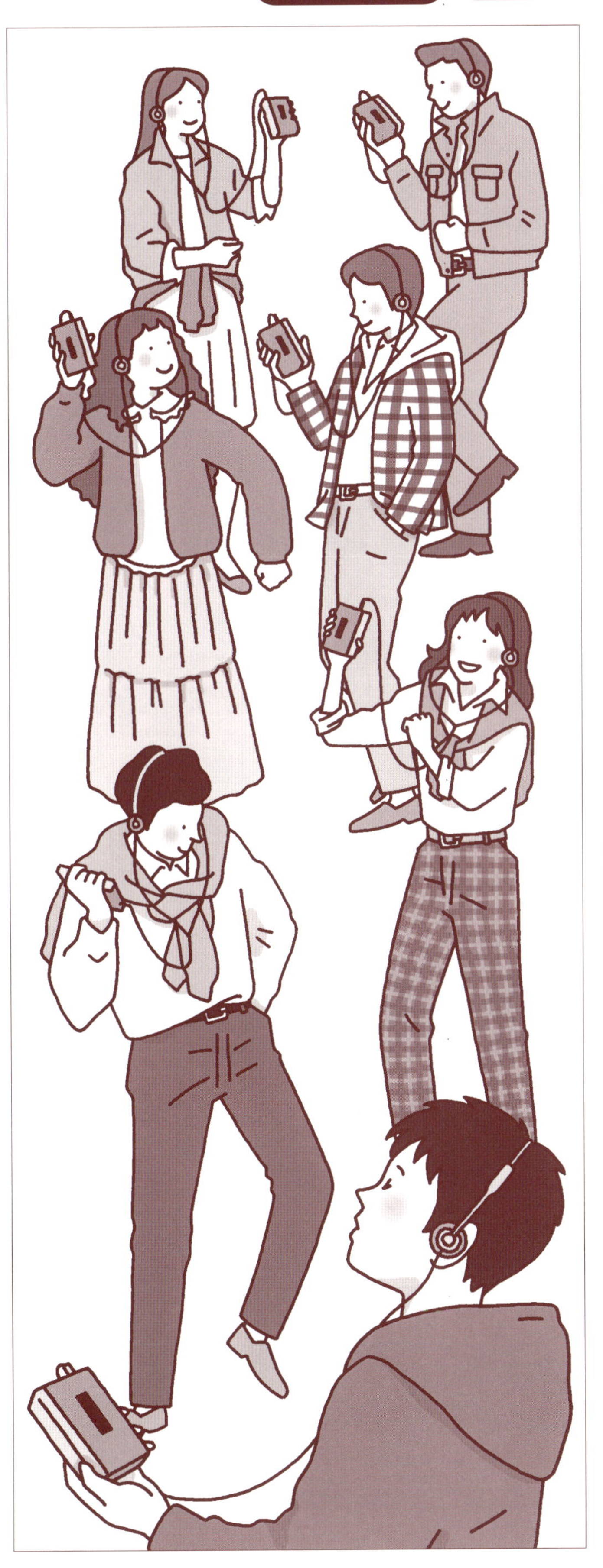

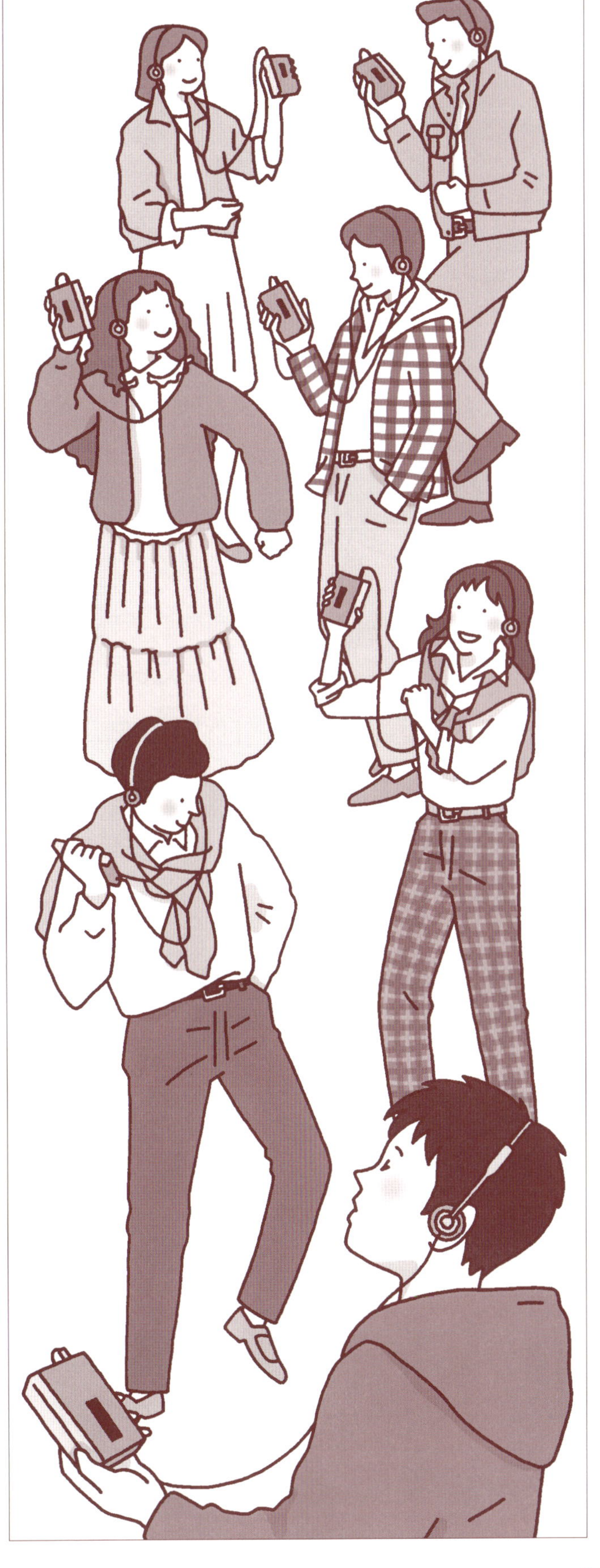

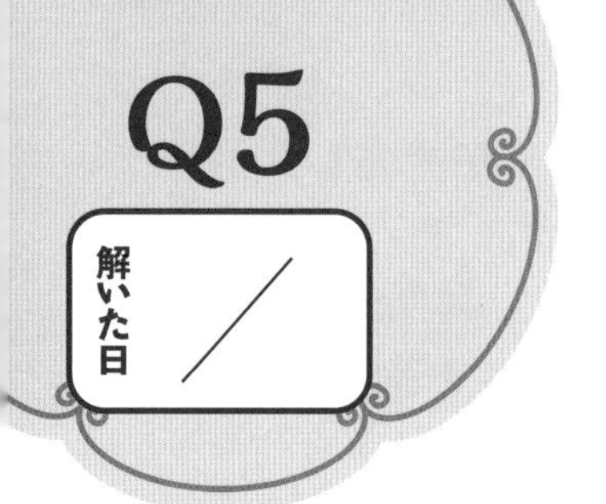

テレホンカード発売

間違い 8 か所 ▶答えは 127 ページ

57 年、電電公社がテレホンカードを発売。黄緑色の公衆電話が普及し、硬貨なしでスマートに電話ができるように。さまざまな絵柄で作られ、コレクションの対象にもなりました。

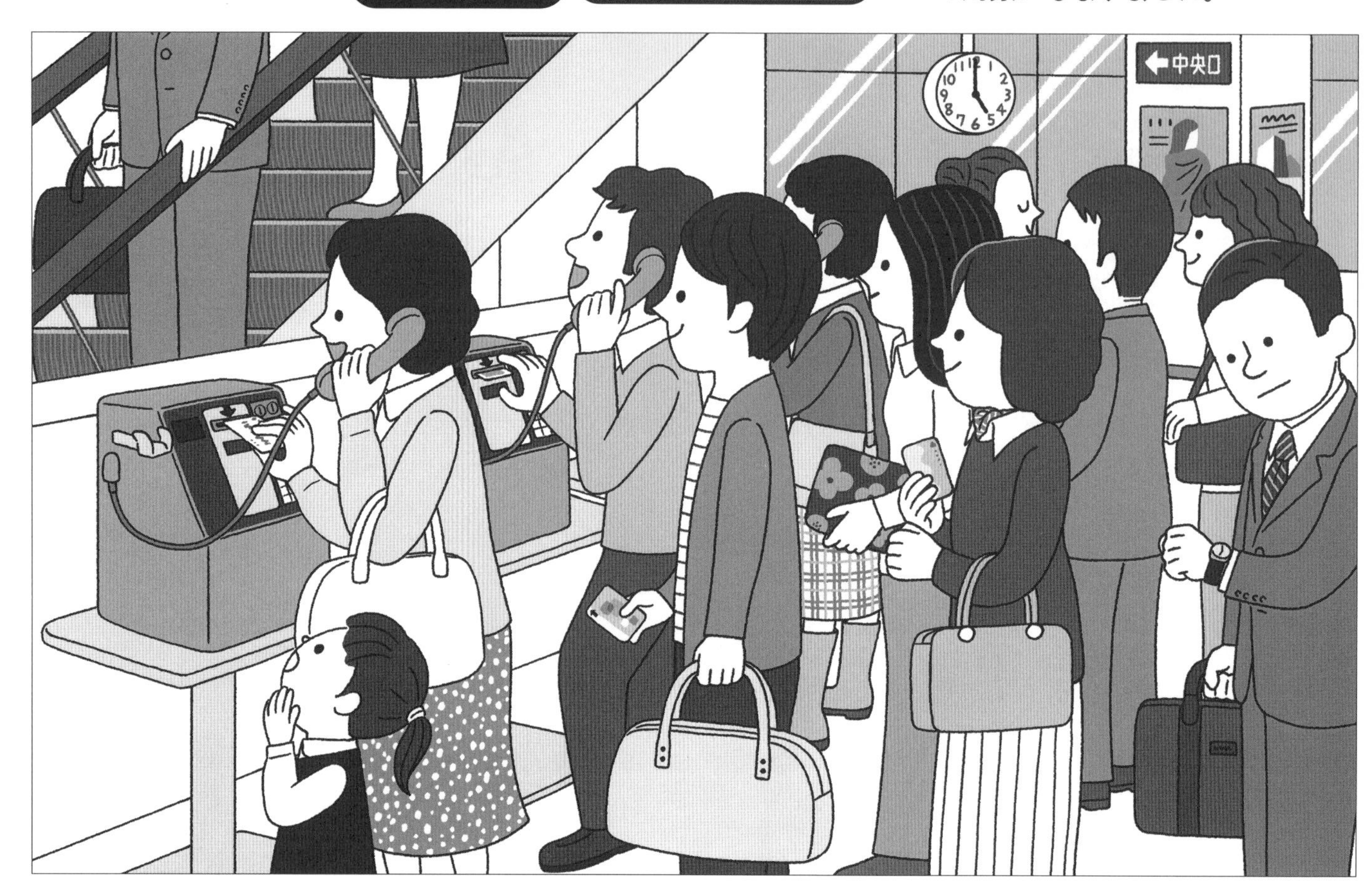

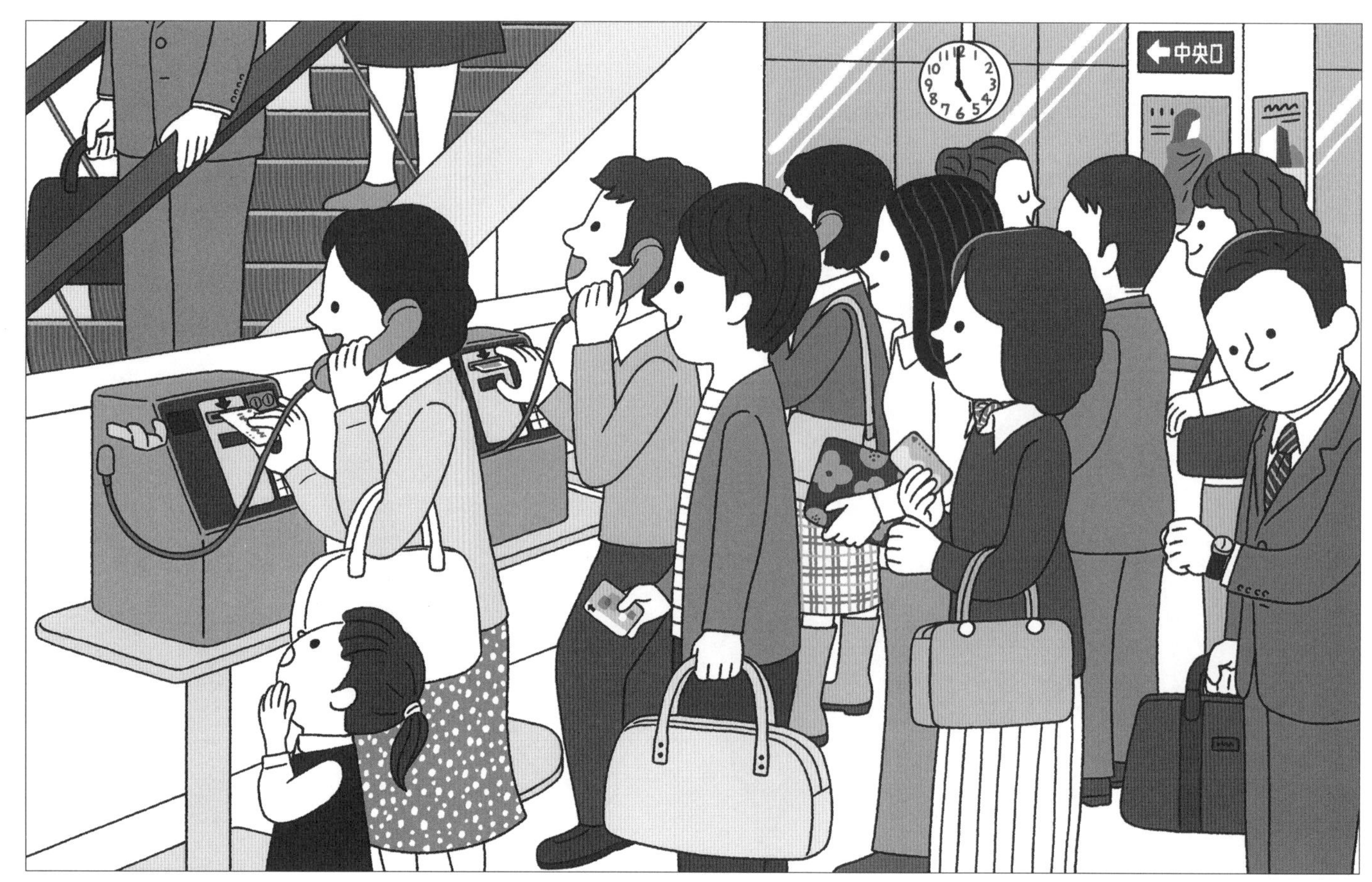

瀬戸大橋開通

63年4月10日、本州の岡山県倉敷市と、四国の香川県坂出市を結ぶ、瀬戸大橋が開通。開通前に、自転車や徒歩で渡るイベントが開催され、橋を埋め尽くすほど多くの参加者がありました。

間違い 8 か所　▶答えは 127 ページ

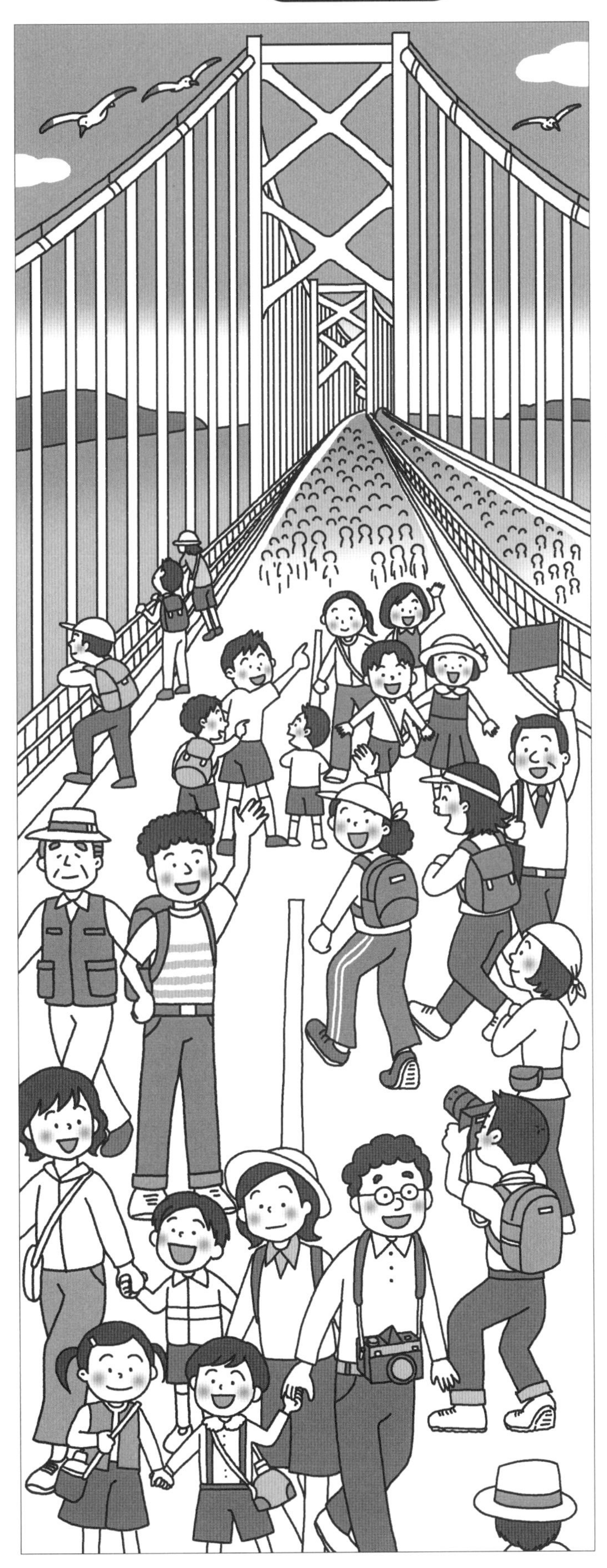

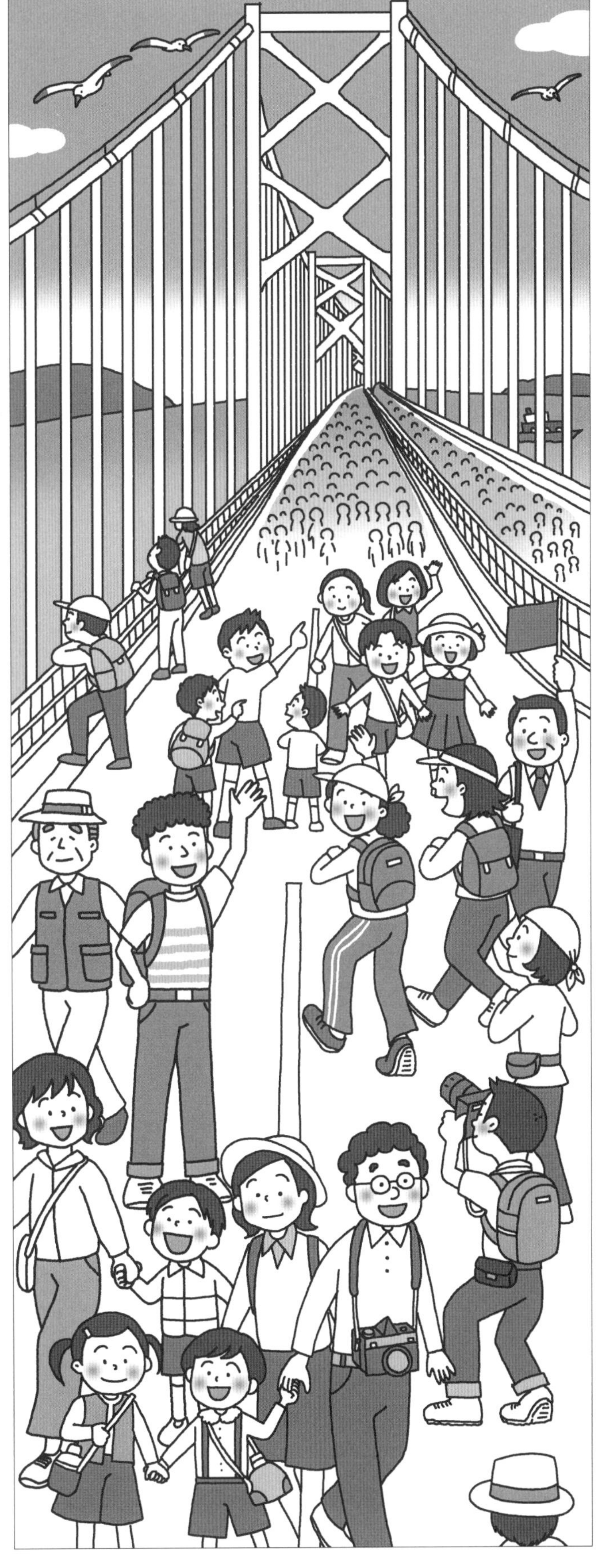

平成元年から 15 年までの出来事を思い出してみましょう。

平成元～ 5 年の世の中

当てはまる言葉をリストから選んで書きましょう。

平成元年（1989）

❶ 1月、当時の内閣官房長官の□□□□が新元号を発表。このことで「平成おじさん」などと呼ばれるように。

❷ 4 月 1 日から買い物時に課税される□□□がスタート。最初は 3 パーセントだった。

❸ 11 月 9 日、1961（昭和 36）年に造られた東西ドイツを隔てる□□□□□□が崩壊。

平成2年（1990）

❹ 2 月、株価が暴落し、実体経済以上に膨らんだ□□□□□に崩壊の兆しが。

❺ 3月、□□□□□□がソ連初の大統領に就任し、ノーベル平和賞受賞。翌年 12 月に辞任。

❻ 12 月、当時 TBS 社員の□□□□が、日本人初の宇宙飛行士としてソ連の宇宙船ソユーズTM 11 号に搭乗。

答え ❶イ ❷カ ❸シ ❹コ ❺エ ❻ア ❼オ ❽サ ❾ケ 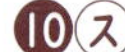 ⑩ス 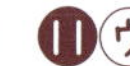 ⑪ウ  ⑫キ ⑬ク

平成3年（1991）

⑦ 5月、東京・芝浦に巨大ディスコ□□□□□□□□□がオープン。ボディコンに身を包み、お立ち台と呼ばれたステージでジュリ扇という扇子を持って踊る女性たちが話題に。

⑧ 6月、雲仙□□□で大規模な火砕流が起き、取材陣や研究者などを含む43人が死亡した。

平成4年（1992）

⑨ 3月、東海道新幹線でそれまでのひかりよりも速い□□□がデビューした。

⑩ 9月、□□□がスペースシャトルのエンデバー号で宇宙へ。平成12年に再びスペースシャトルで宇宙に行った。

平成5年（1993）

⑪ 6月9日、天皇陛下（当時は皇太子）と元外交官の□□□□□さんとの結婚の儀が執り行われた。

⑫ 6月21日、自由民主党に属していた1、2回生の衆議院議員10人が「□□□□□□」を結成。

⑬ 12月、法隆寺地域の仏教建造物、姫路城、屋久島、白神山地が日本初のユネスコ□□□□に登録される。

リスト

ア 秋山豊寛（あきやまとよひろ）
イ 小渕恵三（おぶちけいぞう）
ウ 小和田雅子（おわだまさこ）
エ ゴルバチョフ
オ ジュリアナ東京（とうきょう）
カ 消費税（しょうひぜい）
キ 新党（しんとう）さきがけ
ク 世界遺産（せかいいさん）
ケ のぞみ
コ バブル経済（けいざい）
サ 普賢岳（ふげんだけ）
シ ベルリンの壁（かべ）
ス 毛利衛（もうりまもる）

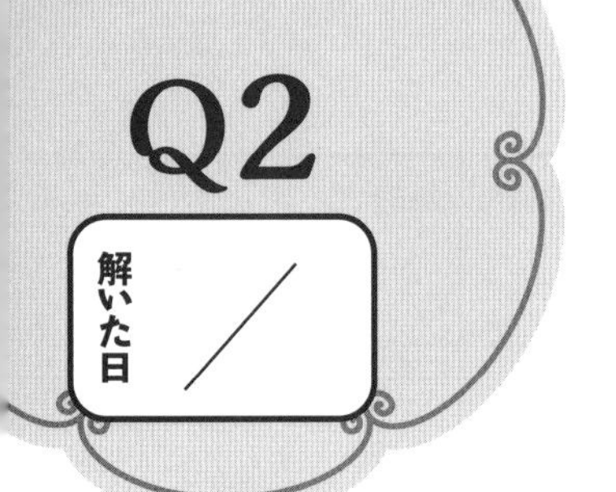

平成６～10年の世の中

当てはまる言葉をリストから選んで書きましょう。

平成6年（1994）

❶ 6月27日、有毒ガスがまかれて8人が死亡、200人以上が中毒症状を訴えた□□□□□事件が起こる。

❷ 6月、自由民主党、日本社会党、新党さきがけの3党が社会党委員長を擁立。□□□□が社会党２人目の首相となる。

平成7年（1995）

❸ 1月17日、兵庫県を中心にマグニチュード7.3の大地震が起こる。建築物の崩壊や液状化など、甚大な被害があった。

❹ 3月20日、東京・霞が関を通る地下鉄でサリンがまかれ、乗客・駅員12人が死亡。多くの負傷者を出した。22日にこの宗教団体の施設が強制捜査。

❺ □□□□□□□の中止を掲げたタレントの青島幸男（あおしまゆきお）が東京都知事選に当選。5月31日、中止を発表した。

平成8年（1996）

❻ 昭和末期に血液製剤で多数が感染した薬害エイズ問題。2月、□□□厚生大臣が患者側に謝罪し、3月に和解が成立した。

❼ 9月、新党さきがけを離党した鳩山由紀夫（はとやまゆきお）らの呼びかけにより□□□が結党された。

答え ❶ケ ❷サ ❸ク ❹イ ❺エ ❻ウ ❼コ ❽ア ❾オ ❿キ ⓫シ ⓬ス ⓭カ

⑧ 人気歌手・安室奈美恵（あむろなみえ）の髪型やファッションをまねる女性たちが多数出現。□□□□と呼ばれ、大きなブームとなった。

□□□□

平成9年（1997）

⑨ 8月、現イギリス国王チャールズⅢ世の前妻、□□□□元妃が、しつこいカメラマンから逃げようとして交通事故を起こして亡くなる。

□□□□

⑩ 10月、翌年のオリンピックに向け、北陸新幹線の高崎駅－長野駅間が開通。□□□□□はこの開通した区間の暫定的な名称だった。

□□□□□

⑪ 11月、証券会社の草分け□□□□の2648億円の簿外負債が発覚。経営破綻に陥り、平成10年3月営業停止。

□□□□

平成10年（1998）

⑫ 2月、5桁だった□□□□が、7桁に変更された。

□□□□

⑬ 7月、和歌山市の自治会の夏祭りで□□□□□□□起こる。67人がヒ素中毒になり、うち4人が死亡した。

□□□□□□□

リスト

- ㋐ アムラー
- ㋑ オウム真理教（しんりきょう）
- ㋒ 菅直人（かんなおと）
- ㋓ 世界都市博覧会（せかいとしはくらんかい）
- ㋔ ダイアナ
- ㋕ 毒物（どくぶつ）カレー事件（じけん）
- ㋖ 長野新幹線（ながのしんかんせん）
- ㋗ 阪神（はんしん）・淡路大震災（あわじだいしんさい）
- ㋘ 松本（まつもと）サリン
- ㋙ 民主党（みんしゅとう）
- ㋚ 村山富市（むらやまとみいち）
- ㋛ 山一証券（やまいちしょうけん）
- ㋜ 郵便番号（ゆうびんばんごう）

Q3

解いた日　／

平成11～15年の世の中

当てはまる言葉をリストから選んで書きましょう。

平成11年（1999）

① 5月、本州と四国を結ぶ道路のうち、広島県尾道市と愛媛県今治市を結ぶ□□□□□□□□□□が開通。サイクリングロードは自転車愛好家たちに人気。

平成12年（2000）

② 4月、市町村が主体となって費用を支援する□□□□制度がスタートした。被保険者は40歳以上。

平成13年（2001）

③ 3月、映画の世界を体験できるテーマパーク□□□□□□□□□□ジャパンが大阪に開業。

④ 9月、ハイジャックされた飛行機がニューヨークの世界貿易センタービルなどに突っ込む□□□□□□が起き、3000人近くの人が亡くなった。

平成14年（2002）

⑤ 10月、北朝鮮から□□□□□5名が24年ぶりに日本に帰国した。

平成15年（2003）

⑥ 8月10日、沖縄都市モノレール、愛称□□□□□が運行スタート。那覇（なは）空港（くうこう）駅から首里（しゅり）駅までの15駅を27分で走行。

リスト

㋐ 介護保険（かいごほけん）　㋑ 瀬戸内（せとうち）しまなみ海道（かいどう）　㋒ 同時多発（どうじたはつ）テロ
㋓ ゆいレール　㋔ ユニバーサルスタジオ　㋕ 拉致被害者（らちひがいしゃ）

答え ①㋑ ②㋐ ③㋔ ④㋒ ⑤㋕ ⑥㋓

＊年は、とくに記載がないものは、すべて昭和です。

5章

昭和のスポーツ

大相撲やプロレス、野球のテレビ中継に始まり
東京オリンピック、札幌オリンピックに沸いた昭和時代。
熱く応援したスポーツの数々を思い出しましょう。

昭和の野球界

当てはまる言葉をリストから選んで書きましょう。

❶ 32 年、国鉄の投手□□□□が中日戦で完全試合達成。翌年の開幕戦では、デビュー戦である❸から 4 連続三振を奪った。

❷ 33 年、日本シリーズで3連敗後に4連勝した西鉄。その原動力となり「神様、仏様、□□様」と絶賛された。

❸ 34 年、プロ野球初の「天覧試合」で、阪神の村山実（むらやまみのる）投手からサヨナラホームランを打った。

❹ 巨人のＶ9が始まった 40 年。リリーフ投手の草分けともいえる宮田征典（みやたゆきのり）は、ほぼ決まった時間に登板することから□□□□□と呼ばれた。

❺ 49 年、夏の高校野球準々決勝で、原辰徳（はらたつのり）のいた優勝候補、東海大相模を延長 15 回の末破った鹿児島実業。このときの投手でのちに巨人に入団したのは？

❻ 50 年、山本浩二（やまもとこうじ）、衣笠祥雄（きぬがささちお）らの活躍で広島東洋カープがセ・リーグ初優勝。その活躍から□□□□□と呼ばれるように。

❼ 浪商高校の強打者捕手として甲子園で活躍。漫画の主人公に体型が似ていることから「ドカベン」と呼ばれた香川伸行（かがわのぶゆき）が 54 年に入団したチームは？

答え ❶オ ❷ウ ❸コ ❹シ ❺ケ ❻ア ❼サ ❽ク ❾エ ❿イ ⓫カ ⓬ス ⓭キ ⓮セ

❽ 53年のドラフト会議前日に「空白の一日」とも呼ばれる江川事件が起こり、54年、江川卓が巨人に入団。ドラフトで阪神に入団後、巨人の□□□とのトレードという形をとったもので、激しい非難を浴びた。

❾ 54年の日本シリーズ第7戦、1点リードの9回裏、広島の投手は無死満塁とするも、近鉄を無得点でおさえ、日本一に。この攻防は□□□□□と呼ばれた。

❿ 55年、甲子園で活躍した早稲田実業の□□□□が大人気に。女性ファンが追いかける「○ちゃんフィーバー」が巻き起こった。

⓫ 57年、広岡監督がアメリカから取り入れて徹底した□□□□で、西武ライオンズがパ・リーグ初優勝。この後、西武の黄金期が始まる。

⓬ 58年、福本豊外野手は通算939盗塁を記録、世界の盗塁王に。国民栄誉賞を打診されたが「立ちションもできなくなる」と固辞。このとき在籍していた球団は?

⓭ 58年の夏から60年夏まで、甲子園を沸かしたPL学園の桑田真澄と清原和博。□□□□□と呼ばれ話題となったが、60年のドラフトで騒動ともなった。

⓮ 61年、ふたりの2年連続三冠王が誕生。ロッテの落合博満と、阪神の助っ人□□□□・□□□。

リスト

- ㋐ 赤ヘル軍団
- ㋑ 荒木大輔
- ㋒ 稲尾和久
- ㋓ 江夏の21球
- ㋔ 金田正一
- ㋕ 管理野球
- ㋖ KKコンビ
- ㋗ 小林繁
- ㋘ 定岡正二
- ㋙ 長嶋茂雄
- ㋚ 南海ホークス
- ㋛ 八時半の男
- ㋜ 阪急ブレーブス
- ㋝ ランディ・バース

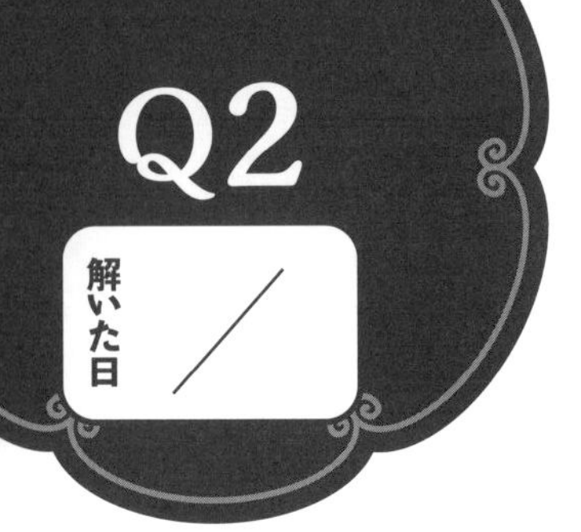

プロレスとプロボクシング

当てはまる言葉をリストから選んで書きましょう。

❶ 27 年にフライ級で世界チャンピオンになった名ボクサー。日本人初の世界王者であり、4度の防衛に成功した。

❷ 元巨人の投手で、35 年にプロレス界入り。身長 209cm で、必殺技は「16 文キック」と「ランニング・ネックブリーカー・ドロップ」。

❸ ❷、アントニオ猪木(いのき)とともに、力道山(りきどうざん)門下の三羽烏とうたわれた。必殺技は頭突きで、牛を相手に特訓したといわれ「原爆頭突き」と恐れられた。

❹ ボクシングの元スーパーフェザー級世界チャンピオン、小林弘(こばやしひろし)。42 年に王座につき、6 度の防衛を果たした。磨きをかけた技は『あしたのジョー』の矢吹丈(やぶきじょう)と同じこれ。

❺ 45 年、日本人初の IWA 世界ヘビー級王座を獲得したサンダー杉山(すぎやま)。ひげがトレードマークでタレントとしても活躍。ジャンプして尻から落ちる必殺技は？

❻ 45 年に初来日、日本のプロレス界で長く活躍した悪役レスラー。筋状の頭皮の傷が特徴で「黒い呪術師」と異名をとった。

❼ 46 年に世界スーパーウェルター級チャンピオンになり、6 度防衛。その後、2 度王座に返り咲く。「炎の男」の異名をもち、同タイトルでレコードも出したボクサー。

答え ❶キ ❷カ ❸ウ ❹オ ❺ス ❻イ ❼セ ❽サ ❾ア ❿コ ⓫エ ⓬シ ⓭ク ⓮ケ

8 47年、新日本プロレスを設立したアントニオ猪木。必殺技は、コブラツイストと□□□。子どもたちは「ギブアップ!」という言葉とともにまねをした。

9 48年から全日本プロレスに所属した覆面レスラー、ザ・デストロイヤー。当時、子どもたちが盛んにまねした彼の必殺技は?

10 プロボクサー、ガッツ石松(いしまつ)は、49年に世界ライト級チャンピオンを奪取。このときの試合で見せた、左からつないで放った高速のパンチをこう呼んだ。

11 51年、ライトフライ級チャンピオンの座についた具志堅用高(ぐしけんようこう)は、以後13回の防衛を果たした。彼のニックネームは?

12 51年に日本武道館で行われた「格闘技世界一決定戦」。アントニオ猪木と対戦したのは「蝶のように舞い、蜂のように刺す」ボクシングの世界ヘビー級王者。

13 アントニオ猪木の因縁の相手であり、52年から上田馬之助(うえだうまのすけ)と極悪コンビを組んだ。ターバンを巻いて登場したインド出身の悪役レスラーは?

14 50年代前半、女子プロレスブームが起こる。ジャッキー佐藤(さとう)とマキ上田(うえだ)の□□□□□・□□が人気で「かけめぐる青春」でレコードデビューも。

リスト

㋐ 足4の字固め(あしよんのじがため)	㋑ アブドーラ・ザ・ブッチャー		㋒ 大木金太郎(おおききんたろう)
㋓ カンムリワシ	㋔ クロスカウンター	㋕ ジャイアント馬場(ばば)	㋖ 白井義男(しらいよしお)
㋗ タイガー・ジェット・シン		㋘ ビューティ・ペア	㋙ 幻の右(まぼろしのみぎ)
㋚ 卍固め(まんじがため)	㋛ モハメド・アリ	㋜ 雷電ドロップ(らいでんドロップ)	㋝ 輪島功一(わじまこういち)

昭和の力士

当てはまる力士名をリストから選んで書きましょう。

❶ 「○若時代」を築いた「名人」□□と「土俵の鬼」若乃(わかの)花(はな)（初代）が、35年3月、史上初の横綱同士の千秋楽全勝対決。このときの勝者は若乃花だったが、対戦成績は19勝15敗で□□がリード。

❷ 36年の9月場所後、大鵬(たいほう)と□□が横綱に同時昇進。「○鵬時代」が幕を開けた。対戦成績は大鵬の21勝16敗。

❸ 43年に新入幕を果たし、47年には外国出身力士として初の幕内優勝を飾る。最高位は東関脇。引退後は東関(あずまぜき)部屋の親方として、平成の横綱・曙(あけぼの)らを育成した。

❹ 45年の横綱昇進で「謹んでお受けいたします」を「喜んでお受けいたします」と言ってしまい、現代っ子と呼ばれた。46年10月、虫垂炎の手術後に急死し、惜しまれた。

❺ 2年連続で学生横綱に輝き、45年に角界入り。48年に横綱昇進とスピード出世を果たした。左下手投げを得意とし、「黄金の左」と呼ばれた。

❻ ❺と同時に大関に昇進し、好勝負を繰り広げた□□□（初代）。甘いマスクと細身の体格で「角界のプリンス」と呼ばれ女性人気が高かった。

❼ 得意技は「押し」。押し一筋で大関まで上りつめた。48年の昇進時は三賞受賞の常連で、史上初の三賞独占も果たした。

答え ❶コ ❷イ ❸キ ❹ク ❺セ ❻カ ❼エ ❽ウ ❾ス ❿ア ⓫シ ⓬サ ⓭ケ ⓮オ

❽ 49年に史上最年少の21歳2か月で横綱昇進。「憎らしいほど強い」といわれた昭和の大横綱。幕内24回の優勝をほこる。

❾ 53年に横綱昇進を果たした二代目若乃花の大関までの四股名は□□□。女性に人気があり、CMにも多数出演した。

❿ 近畿大学在学中に学生横綱とアマチュア横綱を獲得。53年に新入幕。笑顔が愛らしく、大ちゃんと親しまれた。最高位は東大関。

⓫ 一度大関から陥落しながらも、54年、31歳5か月で横綱に昇進した遅咲きの力士。引退後は日本相撲協会理事長や相撲博物館館長を務めた。

⓬ 美声で知られ、現役中から歌手としても活躍、ヒット曲多数。55年、ようやく大関までのぼったが在位は7場所で引退となった。

⓭ 56年に幕内初優勝、ニックネームはウルフ。幕内通算807勝、幕内優勝31回を果たし、昭和最後の大横綱と呼ばれた。

⓮ 糖尿病を克服し、58年に30歳で横綱になった。当時のNHK連続テレビ小説になぞり、「おしん横綱」と呼ばれた。

リスト

㋐ 朝潮（あさしお）	㋑ 柏戸（かしわど）	㋒ 北の湖（きたのうみ）	㋓ 大受（だいじゅ）
㋔ 隆の里（たかのさと）	㋕ 貴ノ花（たかのはな）	㋖ 高見山（たかみやま）	㋗ 玉の海（たまのうみ）
㋘ 千代の富士（ちよのふじ）	㋙ 栃錦（とちにしき）	㋚ 増位山（ますいやま）	㋛ 三重ノ海（みえのうみ）
㋜ 若三杉（わかみすぎ）	㋝ 輪島（わじま）		

昭和のスポーツニュース

当てはまる言葉をリストから選んで書きましょう。

❶ 40 年、□□□□が日本競馬史上初の五冠馬となる。その走りは「鉈の切れ味」と表現され、今も神馬と称えられている。

□□□□

❷ 40 年にデビスカップ初選出。48 年にはプロに転向し、日本人として戦後初のテニスのプロトーナメントプレーヤーになる。

□□□□

❸ 47 年のミュンヘンオリンピックで体操の塚原光男（つかはらみつお）が、後方抱え込み二回宙返り一回ひねりを披露。世界の度肝をぬいた大技だった。

□□□□□

❹ 漫画『キックの鬼』のモデルで、必殺技は「真空飛びひざ蹴り」。48 年、日本プロスポーツ大賞を受賞したキックボクサー。

□□□

❺ 48 年に中央競馬に移籍した□□□□□□が連勝を続けて人気を博す。翌年、史上初の 2 億円馬となった。

□□□□□□

❻ 50 年、アメリカの日系 3 世アン清村（きよむら）とペアを組み、ウィンブルドン選手権の女子ダブルスで優勝。日本人女子テニス選手として初の4大大会のタイトル獲得となった。

□□□□

❼ 52 ～ 61 年、世界選手権自転車競技大会の個人スプリント 10 連覇。国内では歴代最多の賞金王 6 回獲得、「ミスター競輪」と呼ばれた。

□□□□

答え ❶カ ❷ア ❸イ ❹エ ❺サ ❻ウ ❼コ ❽キ ❾ク ❿シ ⓫セ ⓬オ ⓭ケ ⓮ス

❽ 54～60年、ラグビーの全国社会人大会と日本選手権を7連覇。「北の鉄人」と呼ばれた。

❾ 58年2月、□□□□が東京マラソンで国内最高記録で優勝を飾る。12月の福岡国際でも優勝した。

❿ 59年のロサンゼルス五輪の陸上競技で、4個の金メダルを獲得したカール・ルイス。出場した種目は、100m、200m、4×100mリレー、□□□□□。

⓫ 54年、世界フィギュアスケート選手権で3位となり、一躍注目を集めた。55年レークプラシッド五輪では6位入賞。

⓬ 55、56年の全米オープンと、56年のウィンブルドンで王者ボルグを破り、トップに躍り出たアメリカのテニス選手。審判によく暴言をはき、悪童とも呼ばれた。

⓭ ❾のライバルでもあった双子のランナー□□□。60年、北京国際マラソンで、世界初の兄弟1、2フィニッシュを飾った。

⓮ 61年、メキシコで開催されたサッカー・ワールドカップでは、アルゼンチンが優勝。このとき大活躍しMVPに選ばれた。

リスト

㋐ 神和住純（かみわずみじゅん）　㋑ 月面宙返り（げつめんちゅうがえり）　㋒ 沢松和子（さわまつかずこ）　㋓ 沢村忠（さわむらただし）

㋔ ジョン・マッケンロー　㋕ シンザン　㋖ 新日鐵釜石（しんにってつかまいし）

㋗ 瀬古利彦（せことしひこ）　㋘ 宗兄弟（そうきょうだい）　㋙ 中野浩一（なかのこういち）　㋚ ハイセイコー

㋛ 走り幅跳び（はしりはばとび）　㋜ マラドーナ　㋝ 渡部絵美（わたなべえみ）

東京オリンピック

当てはまる言葉をリストから選んで書きましょう。

❶ 39年10月10日、東京オリンピックの開会式。聖火の最終ランナーを務めたのは、原爆投下の日に広島県で生まれた陸上選手□□□□。

❷ 開会式の2日後、フェザー級の三宅義信（みやけよしのぶ）が日本初の金メダルを獲得。現在ではウエイトリフティングと呼ばれることが一般的となったこの種目は？

❸ 海外遠征で連勝を重ね「東洋の魔女」と呼ばれていた女子バレーボールチーム。五輪に向けてチームをまとめた主将は□□□□。セッターを務めていた。

❹ 5戦全勝でみごと金メダルを獲得した女子バレーボールの監督は、「成せばなる」「おれについてこい」の言葉で知られた“鬼の○○”こと□□□□。

❺ 男子バレーボールは銅メダルを獲得。正セッターの□□□□はこの大会から4大会連続で五輪に出場し「世界一のセッター」と称された。天井サーブの生みの親。

❻ 男子体操は、団体総合で日本チームがローマ大会に続き連覇。個人総合でも□□□□が日本人初となる金メダルを獲得。

❼ 準々決勝まで進んだサッカー男子。出場した□□□□は、その後、Ｊリーグ初代チェアマンとなり、日本サッカー協会会長などを務めた。

答え ❶カ ❷ク ❸エ ❹コ ❺シ ❻イ ❼オ ❽セ ❾ス ❿キ ⓫ウ ⓬ア ⓭サ ⓮ケ

❽ 日本が５個の金メダル、１個の銅メダルを獲得した□□□□□。このときの金メダリストのひとりをモチーフにした連載漫画『アニマル１』は人気を博し、アニメにもなった。

❾ バンタム級（男子52～56kgのクラス）の桜井孝雄（さくらいたかお）が、□□□□□競技で日本唯一の金メダリストとなった。

❿ 日本が軽量級、中量級、重量級で金メダルをとったのは□□。

⓫ 柔道無差別級で日本人選手を抑え、金メダルを獲得。のちにプロレスラーとなったアントン・ヘーシンクは□□□□の代表。

⓬ 35年のローマ大会に続き、男子マラソンは□□□□□の代表、アベベが連覇した。

⓭ 当時冷戦下で東西に分裂していたが、統一選手団として出場。メダル獲得総数3位だった□□□。

⓮ 各国のメダル獲得数を見ると、金メダル数トップだったのは36個のアメリカ。メダル獲得総数でトップは96個の□□。

リスト

㋐ エチオピア　㋑ 遠藤幸雄（えんどうゆきお）　㋒ オランダ　㋓ 河西昌枝（かさいまさえ）
㋔ 川淵三郎（かわぶちさぶろう）　㋕ 坂井義則（さかいよしのり）　㋖ 柔道（じゅうどう）　㋗ 重量挙げ（じゅうりょうあげ）
㋘ ソ連（それん）　㋙ 大松博文（だいまつひろふみ）　㋚ ドイツ　㋛ 猫田勝敏（ねこだかつとし）
㋜ ボクシング　㋝ レスリング

札幌オリンピック

当てはまる言葉をリストから選んで書きましょう。

❶ 47年2月3日、□□□屋外競技場で札幌オリンピック開会式が行われた。39年の東京オリンピックに続き、開会宣言は昭和天皇が行った。

❷ 札幌は、□□□で初めての冬季オリンピック開催地となった。

❸ スキージャンプの70メートル級は宮の森競技場で、90メートル級は□□□競技場で行われた。

❹ スキージャンプ70メートル級では、□□□□□□と呼ばれた日本人選手が表彰台を独占した。

❺ スキージャンプ70メートル級で金メダルを獲得したのは□□□□。日本人初の冬季オリンピック金メダリストとなった。

❻ スキージャンプ70メートル級で銀メダルを獲得したのは□□□□。日本人選手のトップバッターを務め「日本の切り込み隊長」と呼ばれた。

❼ ❹のひとりで、銅メダルを獲得したのは□□□□。

答え ❶㋛ ❷㋑ ❸㋒ ❹㋙ ❺㋔ ❻㋖ ❼㋐ ❽㋘ ❾㋜ ❿㋗ ⓫㋓ ⓬㋚ ⓭㋕

❽ アメリカの女子フィギュアスケート選手□□□□□・□□は、フリーで尻もちをつくも芸術点が高く、銅メダルを獲得。「銀盤の妖精」と呼ばれ大人気に。

❾ 女子フィギュアスケートの日本代表は、前グルノーブル大会にも出場した□□□□。10位となった。

❿ オランダの男子スピードスケート代表のアルト・□□□□は3つの金メダル（1500 m、5000m、10000m）を獲得。スピードスケート史上最高の選手のひとりと評される。

⓫ スペインの“パキート”・フェルナンデス・□□□□は、アルペンスキーの男子回転で、スペインに冬季五輪初の金メダルをもたらした。

⓬ 参加したのは35か国・地域。そのうち初めて冬季オリンピックに参加したのは、中華民国と□□□□□の2つだった。

⓭ 「札幌の恋人」とも呼ばれ、人気を博したジャネット・リンは、大会後に再来日。空港の出迎えにファンが詰めかけ、□□□□のCMにも出演した。

リスト

㋐ 青地清二（あおちせいじ）	㋑ アジア	㋒ 大倉山（おおくらやま）	㋓ オチョア
㋔ 笠谷幸生（かさやゆきお）	㋕ カルピス	㋖ 金野昭次（こんのあきつぐ）	㋗ シェンク
㋘ ジャネット・リン	㋙ 日の丸飛行隊（ひのまるひこうたい）	㋚ フィリピン	㋛ 真駒内（まこまない）
㋜ 山下一美（やましたかずみ）			

さまざまなスポーツが普及した、平成前半のスポーツに関する問題です。

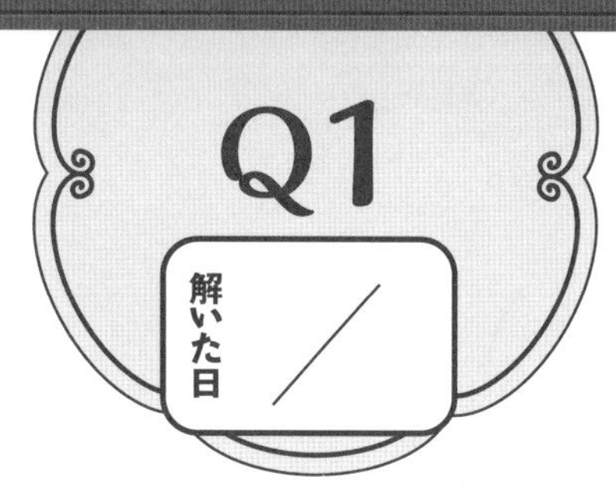

長野オリンピック

当てはまる言葉をリストから選んで書きましょう。

❶ 平成10年2月7日、開会式で聖火リレーの最後を飾り、能衣裳をまとって聖火台に点火したのは、平成4年のアルベールビル五輪銀メダリストの□□□□□。

❷ 太ももまわり64cmだったという清水宏保(しみずひろやす)は、スピードスケート男子500mで金メダル、1000mで銅メダルを獲得。日本のスピードスケートで初の金メダリストとなった。猛烈なスタートダッシュは□□□□スタートと称された。

❸ 平成4年のアルベールビル五輪のスピードスケート男子500mの銀メダリスト□□□□。平成6年のリレハンメル、平成10年の長野と3大会で活躍した。

❹ 女子500mで銅メダルを獲得した□□□□。女子スピードスケート短距離で日本人初のメダリストとなった。キュートな笑顔は「○○スマイル」と呼ばれ、人気に。

❺ スケートのショートトラック男子500mの□□□□。19歳1か月での金メダル獲得は、日本冬季オリンピック史上最年少。のちに競輪に転向した。

❻ オーストリアの英雄□□□□・□□□□は、アルペンスキー男子滑降の競技中に強風にあおられ数十mも転げ落ち病院へ。しかし3日後の男子スーパー大回転で金メダルを獲得。不死身といわれた。

答え ❶ア ❷ス ❸エ ❹ウ ❺カ ❻コ ❼オ ❽イ ❾シ ❿キ ⓫ケ ⓬ク ⓭サ

❼ フリースタイルスキーの女子モーグルで、みごと金メダルを獲得した□□□□。日本人女子として冬季オリンピック史上初の金メダリストに。

❽ ❼とともに女子モーグルに出場し、7位入賞を果たした□□□□。その後、4大会に連続出場し、6位、5位、4位、4位と順位を上げげたが、メダルには届かなかった。

❾ スキージャンプ競技の男子□□□□□団体で、日本は金メダルを獲得。4年前のリレハンメル五輪で銀メダルだった雪辱を果たした。

❿ ❾の競技で□□□□の1本目のジャンプは前も見えない大雪の中となり、80m にも届かなかった。日本が4位で迎えた2本目、奇跡ともいえる 137m のジャンプを決め、泣き崩れながら日本を金に導き、感動を呼んだ。

⓫ ジャンプフォームが「世界一美しい」といわれた□□□□。個人ラージヒルでも金メダル、個人ノーマルヒルでは銀メダルを獲得した。

⓬ フィギュアスケート男子シングルで、芸術性を評価され銅メダルを獲得した□□□□□・□□□□□□。『三銃士』のダルタニアンを演じ、フェンシングのようなステップを披露した。

⓭ フィギュアスケート女子シングルでは、アメリカのタラ・リピンスキーが 15 歳で金メダルを獲得。同じアメリカの□□□□・□□□が銀メダルだった。

リスト

㋐ 伊藤(いとう)みどり　㋑ 上村愛子(うえむらあいこ)　㋒ 岡崎朋美(おかざきともみ)　㋓ 黒岩敏幸(くろいわとしゆき)
㋔ 里谷多英(さとやたえ)　㋕ 西谷岳文(にしたにたかふみ)　㋖ 原田雅彦(はらだまさひこ)
㋗ フィリップ・キャンデロロ　㋘ 船木和喜(ふなきかずよし)　㋙ ヘルマン・マイヤー
㋚ ミシェル・クワン　㋛ ラージヒル　㋜ ロケット

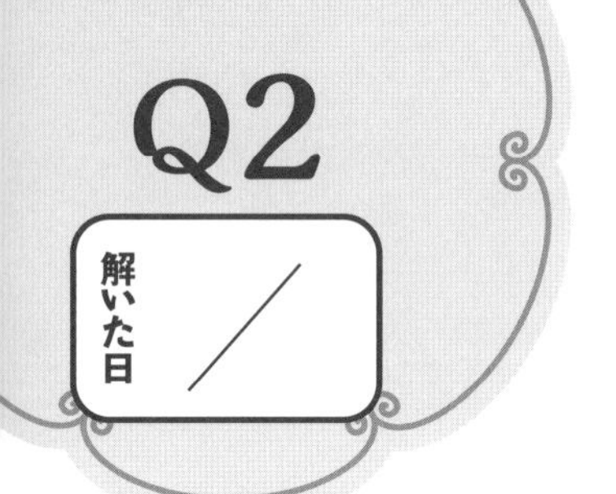

平成前半の日本サッカー

当てはまる言葉をリストから選んで書きましょう。

❶ 平成5年、Ｊリーグが開幕。リーグの初ゴールを決めたのは□□□□□川崎のマイヤー。

❷ 平成3年にブラジルから来日。カシマスタジアムのこけら落としの試合でスタジアム初ゴール、Ｊリーグ初公式戦ではハットトリックを達成。鹿島アントラーズの礎を作ったとされ、「神様」と呼ばれる。

❸ 平成4年、リーグ開幕の前年にスタートした「Ｊリーグカップ」でMVP受賞。開幕年度にも年間最優秀選手賞受賞。長年にわたり活躍を続ける三浦知良（みうらかずよし）は、リスペクトを持って「○○○カズ」と呼ばれている。

❹ ❷が、Ｊリーグ開幕直前にブラジルから呼び寄せ、鹿島アントラーズで大いに活躍し人気を集めた。髪型から毛髪関連会社のCMにも出演した。

❺ 平成5年、日本代表チームはワールドカップのアジア地区最終予選で引き分けとなり、本大会出場を逃した。「ドーハの悲劇」と呼ばれた試合の対戦相手国は？

❻ 平成7年、ピクシーこと□□□□□□□□の大活躍で、ベンゲル監督率いる名古屋グランパスが飛躍、年間総合3位となった。ピクシーはリーグ最優秀選手に選出された。

❼ 開幕から2年連続で優勝したのはヴェルディ川崎。3年目、平成7年に優勝したのは横浜□□□□。所属の川口能活（かわぐちよしかつ）が新人王を獲得した。

答え ❶エ ❷ク ❸カ ❹ア ❺ウ ❻ケ ❼シ ❽サ ❾オ ❿キ ⓫セ ⓬コ ⓭イ ⓮ス

❽ 男子日本代表が28年ぶりにオリンピック出場を果たした平成8年のアトランタ五輪。ブラジル代表を破る大金星で、「□□□□の奇跡」と呼ばれた。

❾ 平成9年、カメルーン出身のストライカー□□□□が、ガンバ大阪に移籍。「浪速の黒豹」と呼ばれ、年間25得点を決め、得点王に輝いた。

❿ 平成10年、男子の日本代表チームはワールドカップに初出場を果たす。日本人初ゴールを決めた選手の愛称は、□□中山。国際試合最短ハットトリック達成のギネス記録も持つ。

⓫ 平成14年に行われた日韓ワールドカップで、日本チームはワールドカップ初勝利を上げた。相手国は□□□。

⓬ 日韓ワールドカップの日本代表チームは、監督の名を冠して□□□□ジャパンと呼ばれた。背広のすそをひるがえしながら通訳を伴って熱血指導をした。

⓭ 日韓ワールドカップで、攻撃と守備をつなぐチームの舵取りの役割、ボランチを務めたのは□□□□。当時、ガンバ大阪からアーセナルFCに期限付き移籍をしていた。

⓮ 日韓ワールドカップで黒いフェイスガードをつけ、世界中のメディアに「バットマンあらわる!」と騒がれた□□□□。現在は日本サッカー協会の第15代会長を務めている。

リスト

㋐ アルシンド	㋑ 稲本潤一（いなもとじゅんいち）	㋒ イラク	㋓ ヴェルディ
㋔ エムボマ	㋕ キング	㋖ ゴン	㋗ ジーコ
㋘ ストイコビッチ	㋙ トルシエ	㋚ マイアミ	㋛ マリノス
㋜ 宮本恒靖（みやもとつねやす）	㋝ ロシア		

平成前半のスポーツニュース

当てはまる言葉をリストから選んで書きましょう。

---

❶ 平成元年、ロッテの投手、村田兆治が右肘の手術を乗り越え、39 歳で通算 200 勝を達成。ダイナミックな投球フォームは「□□□□投法」と呼ばれた。

□□□□

---

❷ 平成元年、世界柔道選手権で男子 95 キロ超級と無差別級の2冠を達成した小川直也。のちにプロレスラーに転向し、□□□□ポーズでも人気を博した。

□□□□

---

❸ 平成2年、昭和末期に大活躍した□□□□□□□が、有馬記念で2年ぶりに優勝。重賞 12 勝を上げ「芦毛の怪物」の異名をとった名馬は翌3年に引退となった。

□□□□
□□□

---

❹ 平成3年、名横綱・千代の富士が引退。しかし翌年、ふたりの人気力士の活躍で相撲が再び大人気に。□□□□□□□と呼ばれた。

□□□□
□□□

---

❺ 平成3年、□□□□□がプロ8戦目でWBC世界バンタム級王者に。破天荒さも魅力で「浪速のジョー」と呼ばれた。

□□□□
□

---

❻ 平成4年、バルセロナ五輪の競泳女子 200m 平泳ぎで□□□□が金メダルを獲得。当時 14 歳、「今まで生きてた中で、一番幸せです」の名台詞を残した。

□□□□

---

❼ 日本では認知度が低かった□□□□□□□□競技。荻原健司らの活躍で団体が平成4年のアルベールビル、6年のリレハンメルと冬季五輪で2連覇し、一躍有名に。

□□□□
□□□□

答え ❶サ ❷ケ ❸ウ ❹セ ❺オ ❻イ ❼ク ❽ア ❾キ ❿エ ⓫コ ⓬ス ⓭シ ⓮カ

8 平成6年、オリックスの□□□□がプロ野球史上初の年間200安打を達成。平成13年、米大リーグ・マリナーズに移籍し、ア・リーグMVPに選ばれた。

9 平成6年、菊花賞（GⅠ）を制し、10年ぶり5頭目の中央競馬クラシック三冠馬となった名馬。「シャドーロールの怪物」と呼ばれた。

10 平成8年、伊達公子（だてきみこ）がウィンブルドンの準決勝で女王□□□□□・□□□と対戦。惜しくも敗れたが、伊達は日本女子選手で初めて、すべてのグランドスラムでベスト8入りを記録した。

11 平成10年、ハマの大魔神こと佐々木主浩（ささきかづひろ）投手は、年間45セーブの新記録を打ち立て、横浜ベイスターズを優勝に導いた。来るとわかっていても打てなかった必殺の変化球は□□□□ボール。

12 高橋尚子（たかはしなおこ）が金メダルを獲得した12年のシドニー五輪の女子マラソン。高橋に一度はつきはなされるも、驚異の追い上げで8秒差まで肉薄していたのは、ルーマニアの□□□□・□□□。

13 平成15年、□□□が高校生で女子ゴルフのダンロップオープン優勝。アマチュアの優勝は30年ぶりだった。その後、初の高校生プロゴルファーとなった。

14 平成16年、□□□□はNBA（アメリカプロバスケットボール協会）フェニックス・サンズの開幕メンバーに登録され、日本人初のNBAプレーヤーとなった。

リスト

- ㋐ イチロー
- ㋑ 岩崎恭子（いわさききょうこ）
- ㋒ オグリキャップ
- ㋓ シュテフィ・グラフ
- ㋔ 辰吉丈一郎（たつよしじょういちろう）
- ㋕ 田臥勇太（たぶせゆうた）
- ㋖ ナリタブライアン
- ㋗ ノルディック複合（ふくごう）
- ㋘ ハッスル
- ㋙ フォーク
- ㋚ マサカリ
- ㋛ 宮里藍（みやざとあい）
- ㋜ リディア・シモン
- ㋝ 若貴（わかたか）フィーバー

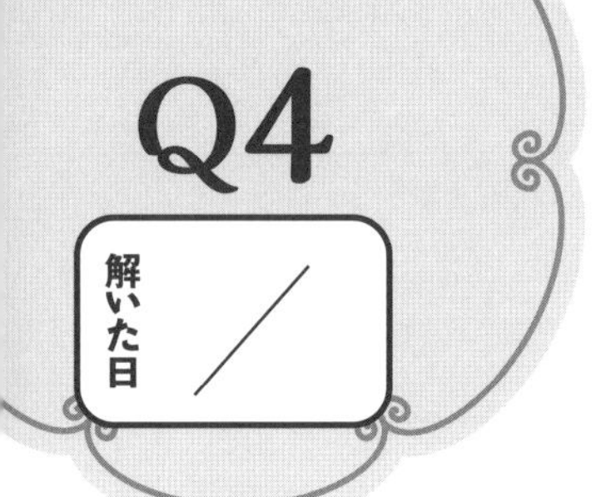

平成に活躍した野球選手

リストの20人の名前をマスから探しましょう。マスには左から右、右から左、上から下、下から上に言葉が入っています。▶答えは127ページ

長	松	井	金	本	知	新	庄	剛	志	豊	田
谷	中	村	紀	洋	一	古	田	敦	憲	秋	口
川	信	央	頭	稼	井	松	中	小	宮	山	悟
滋	斎	金	本	輝	石	中	将	笠	二	幸	敦
利	藤	長	知	秀	道	信	稼	原	孝	二	雄
秋	雅	谷	道	部	原	彦	頭	道	福	留	英
山	豊	野	大	良	笠	利	滋	大	央	小	茂
也	新	一	原	伊	小	斎	藤	雅	樹	宮	野
敦	庄	井	笠	志	喜	留	典	槙	原	山	大
田	口	壮	良	部	秀	輝	尚	憲	知	本	金
古	野	茂	久	一	井	石	木	二	幸	昌	剛
松	福	留	孝	介	松	雄	鈴	朗	一	久	志

リスト

- ☐ 秋山幸二（あきやまこうじ）
- ☐ 小笠原道大（おがさわらみちひろ）
- ☐ 新庄剛志（しんじょうつよし）
- ☐ 野茂英雄（のもひでお）
- ☐ 松井稼頭央（まついかずお）
- ☐ 石井一久（いしいかずひさ）
- ☐ 金本知憲（かねもとともあき）
- ☐ 鈴木尚典（すずきたかのり）
- ☐ 長谷川滋利（はせがわしげとし）
- ☐ 松井秀喜（まついひでき）
- ☐ 伊良部秀輝（いらぶひでき）
- ☐ 小宮山悟（こみやまさとる）
- ☐ 田口壮（たぐちそう）
- ☐ 福留孝介（ふくどめこうすけ）
- ☐ 松中信彦（まつなかのぶひこ）
- ☐ 大野豊（おおのゆたか）
- ☐ 斎藤雅樹（さいとうまさき）
- ☐ 中村紀洋（なかむらのりひろ）
- ☐ 古田敦也（ふるたあつや）
- ☐ 山本昌（やまもとまさ）

Q5

平成の幕内優勝力士

リストの20人の名前をマスから探しましょう。マスには左から右、右から左、上から下、下から上に言葉が入っています。▶答えは127ページ

稀	北	富	士	皇	魁	ノ	朝	鵬	小	皇	浪
勢	勝	龍	鶴	島	浪	海	青	光	琴	錦	ノ
の	海	大	代	千	丸	士	花	蔵	奨	龍	貴
貴	乃	栃	竜	代	蔵	若	乃	花	小	千	海
菊	奨	琴	舞	の	小	富	貴	ノ	光	代	大
魁	錦	欧	乃	富	錦	士	白	栃	琴	青	鶴
富	旭	洲	花	北	欧	洲	旭	富	士	朝	竜
白	鵬	菊	稀	島	の	喜	蔵	丸	富	乃	花
貴	鶴	安	勢	出	花	光	錦	里	の	勢	稀
ノ	武	芸	の	富	士	琴	奨	小	代	出	蔵
洲	蔵	乃	旭	千	代	欧	花	ノ	千	双	武
欧	丸	若	朝	青	龍	白	東	栃	魁	勝	北

リスト

- ☐ 朝青龍（あさしょうりゅう）
- ☐ 稀勢の里（きせのさと）
- ☐ 琴光喜（ことみつき）
- ☐ 千代大海（ちよたいかい）
- ☐ 白鵬（はくほう）
- ☐ 旭富士（あさひふじ）
- ☐ 琴欧洲（ことおうしゅう）
- ☐ 小錦（こにしき）
- ☐ 千代の富士（ちよのふじ）
- ☐ 北勝海（ほくとうみ）
- ☐ 魁皇（かいおう）
- ☐ 琴奨菊（ことしょうぎく）
- ☐ 貴ノ浪（たかのなみ）
- ☐ 出島（でじま）
- ☐ 武蔵丸（むさしまる）
- ☐ 鶴竜（かくりゅう）
- ☐ 琴錦（ことにしき）
- ☐ 貴乃花（たかのはな）
- ☐ 栃東（とちあずま）
- ☐ 若乃花（わかのはな）

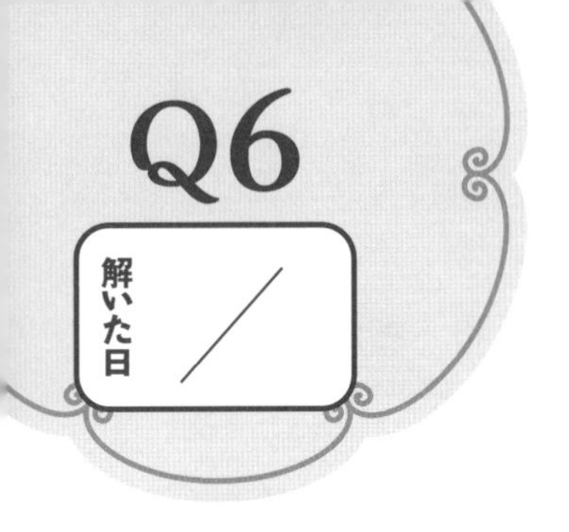

平成の五輪金メダリスト

カギをヒントにリストから選んで、マス目にひらがなで書きましょう。

▶答えは 128 ページ

縦のカギ

❶平成 24 年ロンドン大会のボクシング・男子ミドル級を制覇。翌年プロに転向した。

❷「平成の三四郎」と呼ばれた。平成 4 年バルセロナ大会、柔道男子 71kg 級で優勝。次のアトランタでは銀。

❸平成 30 年平昌（ピョンチャン）大会の新種目、スピードスケート・マススタートで初代女王に。団体パシュートでも妹とともに金メダル。

❹平成 28 年リオデジャネイロ大会で、女子レスリングでは前人未到の 4 連覇を達成。姉の千春（ちはる）は、アテネ大会、北京（ペキン）大会での銀メダリスト。

❺平成 16 年アテネ大会で女子マラソンを制覇。日本記録保持者でもあった。

❻平成 10 年長野大会で、スピードスケートで日本初の金メダリスト（男子 500m）となった。1000m では銅、14 年ソルトレークシティー大会では 500m で銀を獲得。

❼バルセロナ大会の柔道男子 78kg 級で優勝。6 試合すべてを一本勝ちだった。平成 14 年にプロ格闘家に転身。

❽長野大会で、スキー・女子モーグルで金メダルに輝いた。ソルトレークシティー大会では銅メダルを獲得した。

❾平成 12 年シドニー大会で女子マラソンの五輪新記録で優勝。「すごく楽しい 42km でした」と振り返った。

横のカギ

①「最高で金、最低でも金」と臨んだシドニー大会で、3 度目の正直で金を獲得。16 年アテネ大会では「谷でも金」をとった。

②平昌大会のスピードスケート女子 500m で、五輪新記録で優勝。銀の韓国選手と寄り添ってリンクを一周し、感動を呼んだ。

③アテネ大会で柔道史上初の 3 連覇を達成。日本の夏季五輪通算 100 個目の金となる。

④4 大会に出場し、3 つの金、4 つの銀メダルを獲得した、体操のキング。

⑤美しいイナバウアーで、平成 18 年トリノ大会女子フィギュアスケートの金メダルに。

⑥「霊長類最強女子」の異名を持つレスリング選手。ロンドン大会で 3 連覇を達成した。

⑦アテネ大会で男子 100m の平泳ぎを制し「チョー気持ちいい」と喜んだ。200m でも金。20 年北京大会でも 2 つの金をとり「なんも言えねぇ」と名言を残した。

⑧男子フィギュアスケートでソチ大会、平昌大会を連覇。平昌の銀は宇野昌磨（うのしょうま）。

⑨3 連覇中のアメリカをも破って、「□□の 413 球」の流行語を生んだ。北京大会のソフトボールのエース。

⑩リオデジャネイロ大会の水泳男子 400m 個人メドレーで金。200m 個人メドレーで銀、800m リレーで銅を手にした。400m 個人メドレーの銅は瀬戸大也（せとだいや）。

リスト

※マス目に入るのはすべてひらがなです

- □ 荒川静香（あらかわしずか）
- □ 伊調馨（いちょうかおり）
- □ 上野由岐子（うえのゆきこ）
- □ 内村航平（うちむらこうへい）
- □ 北島康介（きたじまこうすけ）
- □ 古賀稔彦（こがとしひこ）
- □ 小平奈緒（こだいらなお）
- □ 里谷多英（さとやたえ）
- □ 清水宏保（しみずひろやす）
- □ 髙木菜那（たかぎなな）
- □ 高橋尚子（たかはしなおこ）
- □ 田村亮子（たむらりょうこ）
- □ 野口みずき（のぐち）
- □ 野村忠宏（のむらただひろ）
- □ 萩野公介（はぎのこうすけ）
- □ 羽生結弦（はにゅうゆづる）
- □ 吉田沙保里（よしださおり）
- □ 吉田秀彦（よしだひでひこ）
- □ 村田諒太（むらたりょうた）

間違い探し・パズルの答え

2章　昭和のニュース間違い探し①

18ページ

Q1 皇太子ご成婚

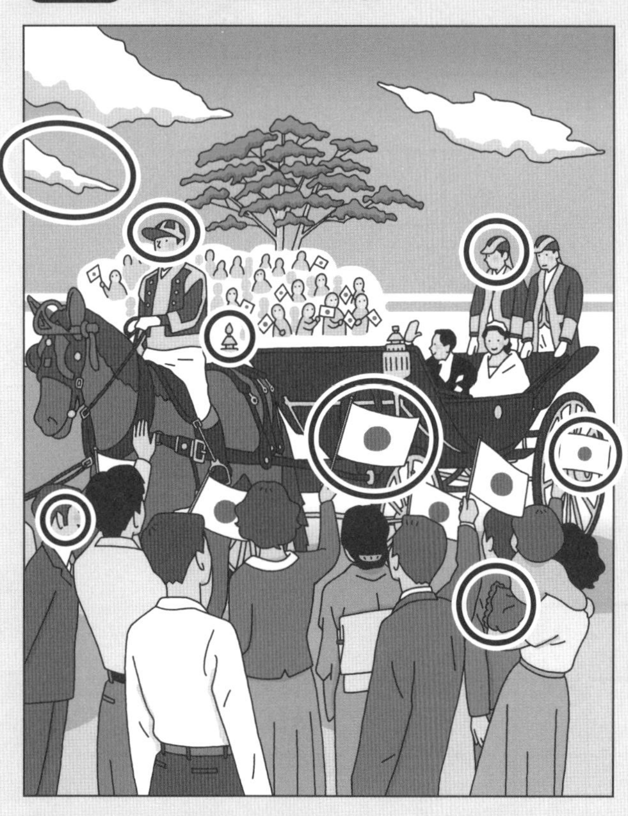

20ページ

Q2 フラフープ大流行

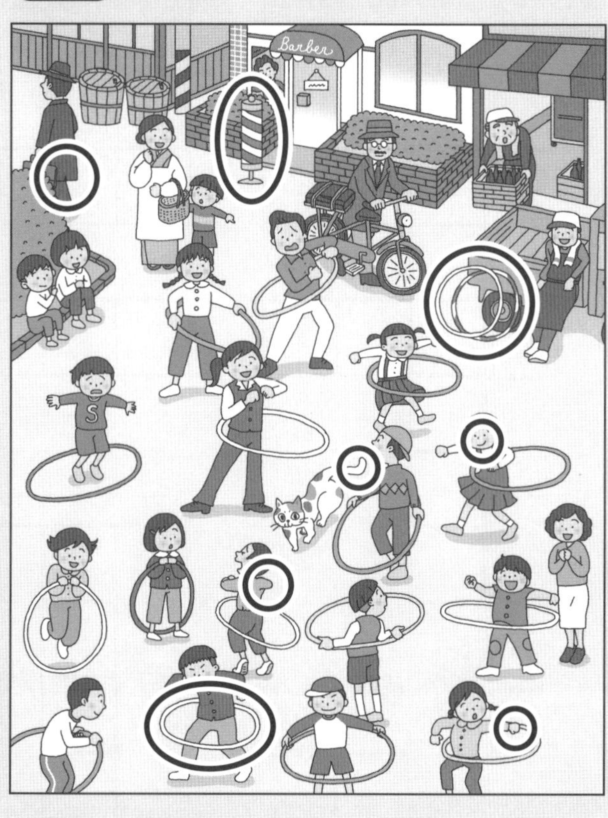

22ページ

Q3 東京オリンピック開催

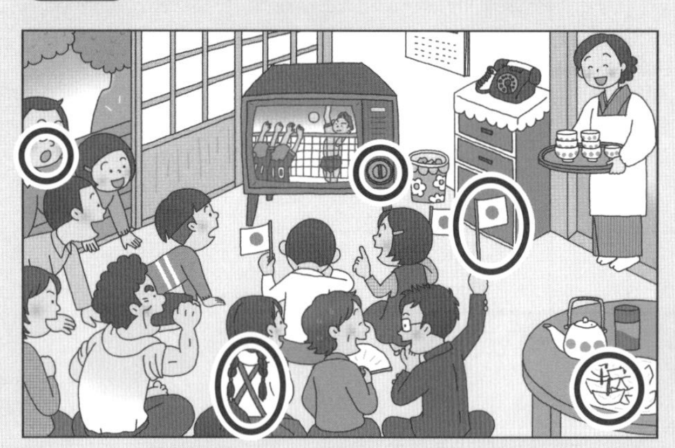

23ページ

Q4 ザ・ビートルズ来日

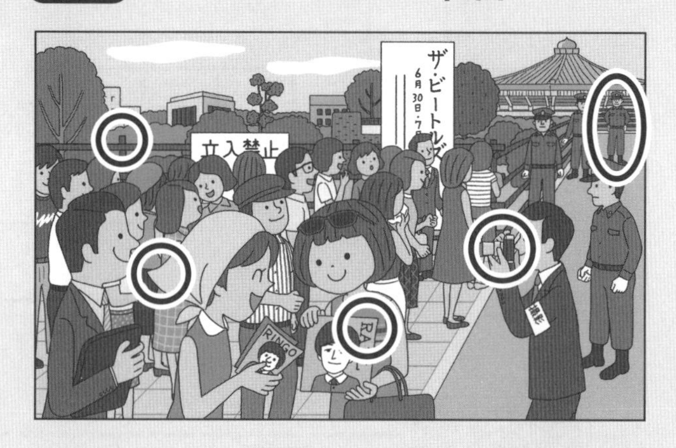

24ページ

Q5 ミニスカート大流行

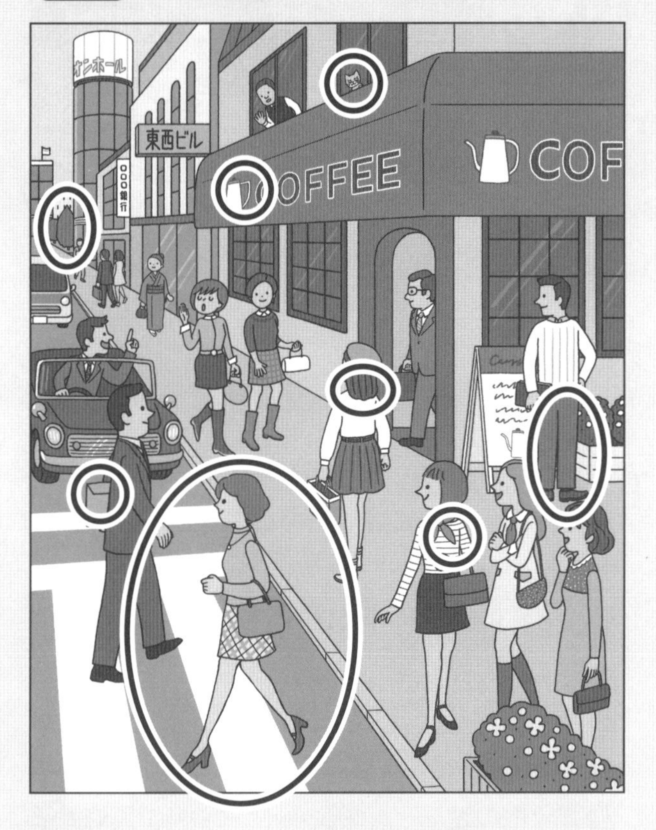

26ページ

Q6 大阪万博開催

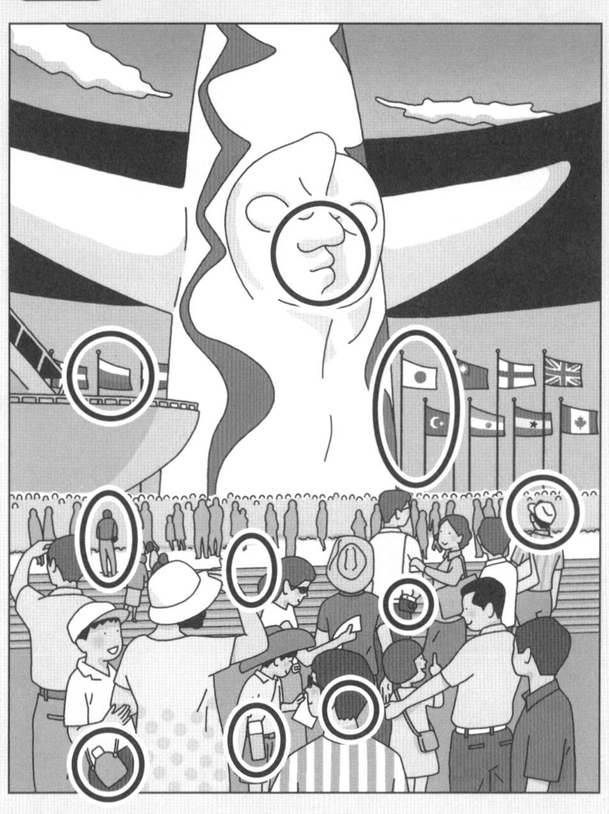

28ページ

Q7 歩行者天国スタート

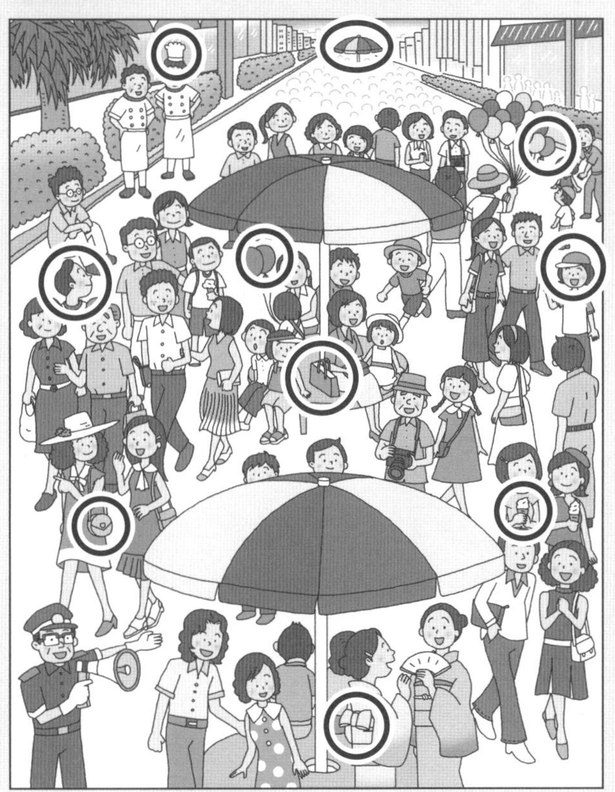

32ページ

Q10 オイルショック

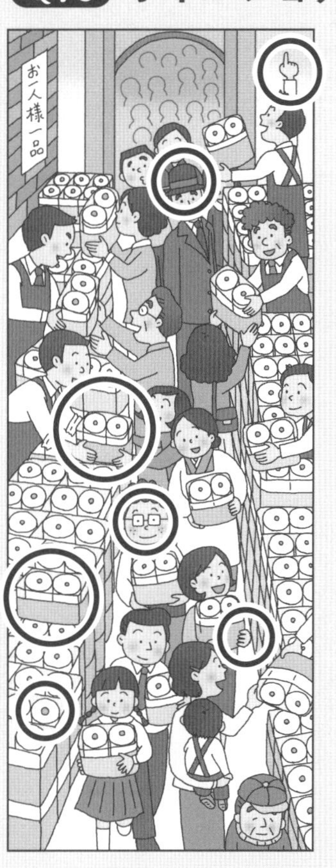

30 ページ

Q8 ボウリングブーム

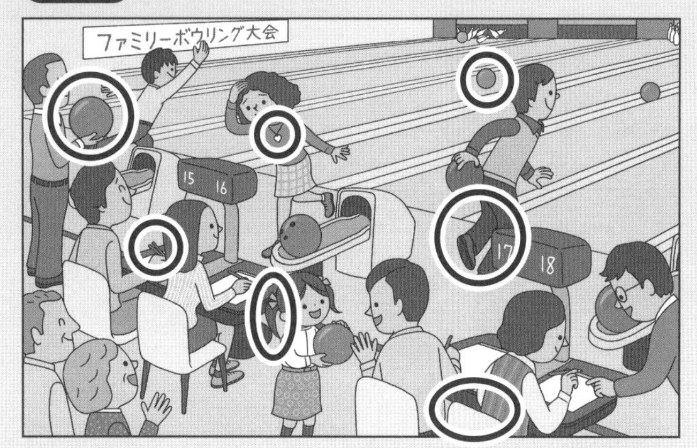

31 ページ

Q9 パンダ来日

3章 昭和の流行＆人気ものパズル

34 ページ

Q1 「男はつらいよ」のマドンナ俳優

な	か	は	ら	り	え			き					あ		
が								よ		た	い	ち	き	わ	こ
や	ち	ぐ	さ	か	お	る		う		け			よ		
ま			と					ま		し			し		
あ			う					ち		た			く		
い		お	お	は	ら	れ	い	こ		け			み		
こ			り				と			い			こ		
			え		ご	と	う	く	み	こ					
							ら		つ						
		ふ	ぶ	き	じ	ゆ	ん		も						
	さ								と	あ	け	ゆ	き	よ	
	か				わ				さ					し	
	き				か				ち					な	
	ば		あ	さ	お	か	る	り	こ					が	
	ら				あ									さ	
	る				や									ゆ	
	み	た	よ	し	こ				も	も	い	か	お	り	

36 ページ

Q2 昭和の映画と俳優

1. また逢う日まで——久我美子
2. 君の名は——岸恵子
3. 東京物語——原節子
4. 二十四の瞳——高峰秀子
5. 楢山節考——田中絹代
6. キューポラのある街——吉永小百合
7. 憎いあンちくしょう——浅丘ルリ子
8. 鬼龍院花子の生涯——夏目雅子
9. 蒲田行進曲——松坂慶子
10. 極道の妻たち——岩下志麻

1. 羅生門——三船敏郎
2. 夫婦善哉——森繁久彌
3. 狂った果実——石原裕次郎
4. ギターを持った渡り鳥——小林旭
5. ニッポン無責任時代——植木等
6. 座頭市物語——勝新太郎
7. 007は二度死ぬ——丹波哲郎
8. 眠狂四郎　勝負——市川雷蔵
9. 網走番外地——高倉健
10. 仁義なき戦い——菅原文太
11. 犬神家の一族——石坂浩二
12. 復讐するは我にあり——緒形拳

38ページ

Q3 昭和のビッグカップル

1. 朝丘雪路 ―― 津川雅彦
2. 浅丘ルリ子 ―― 石坂浩二
3. いしだあゆみ ―― 萩原健一
4. 江利チエミ ―― 高倉健
5. 大原麗子 ―― 渡瀬恒彦
6. 北原三枝 ―― 石原裕次郎
7. 中村玉緒 ―― 勝新太郎
8. 野際陽子 ―― 千葉真一
9. 美空ひばり ―― 小林旭
10. 南田洋子 ―― 長門裕之

39ページ

Q4 昭和のテレビを彩った人々

1. 大屋政子（おおやまさこ）
2. 宮田輝（みやたてる）
3. 大村崑（おおむらこん）
4. 黒柳徹子（くろやなぎてつこ）
5. 玉置宏（たまおきひろし）
6. 大橋巨泉（おおはしきょせん）
7. 芳村真理（よしむらまり）
8. 野際陽子（のぎわようこ）
9. 萩本欽一（はぎもときんいち）
10. うつみ宮土理（うつみみどり）
11. 愛川欽也（あいかわきんや）
12. 楠田枝里子（くすたえりこ）

40ページ

Q5 昭和の演芸・漫才

ハ	ギ	モ	ト	■	シ	タ
ヤ	■	ケ	イ	コ	■	ケ
シ	マ	イ	■	サ	イ	シ
ヤ	ブ	■	セ	ン	ト	■
■	カ	ラ	ダ	■	シ	シ
ア	■	ク	イ	ケ	■	カ
カ	ン	ビ	■	ム	ケ	イ

42ページ

Q6 思い出の青春ソング

い	こ	う	こ	う	さ	ん	ね	は	ん	か	ち
つ	こ	か	さ	が	こ	こ	ろ	の	た	ん	か
で	ろ	あ	か	い	え	す	た	で	い	だ	あ
も	の	い	じ	ゆ	う	ら	く	ち	よ	が	か
ゆ	た	う	つ	く	し	い	じ	ゆ	う	だ	い
な	び	い	か	だ	い	か	ん	だ	が	わ	は
ご	あ	は	さ	が	え	い	ね	う	く	い	ん
り	か	ん	が	わ	す	じ	ん	つ	れ	え	か
ゆ	い	か	な	ご	り	ゆ	せ	く	た	す	ち
き	み	と	い	つ	ま	で	も	し	き	た	な
せ	こ	う	こ	う	さ	ん	ね	ん	せ	い	ご
つ	あ	か	い	た	い	よ	う	が	つ	で	り

43ページ

Q7 遠藤実のヒット曲

わ	が	く	え	ん	ひ	ろ	ば	き	な	ち	く
た	の	こ	り	う	け	ざ	な	た	か	ほ	ゆ
ち	ら	ま	も	や	め	い	る	ぐ	ら	し	め
に	ね	つ	み	ち	せ	ん	ゆ	に	た	か	お
つ	し	ち	さ	な	い	お	ひ	の	が	げ	い
き	か	や	ほ	し	か	ひ	ろ	は	く	の	ざ
た	づ	う	み	い	れ	ま	ば	る	え	わ	な
く	ち	な	し	の	は	な	て	せ	ん	る	う
に	は	て	せ	わ	か	ら	た	ち	に	つ	き
の	ひ	ぐ	ん	る	げ	き	こ	ま	つ	ゆ	め
は	ま	に	せ	つ	の	て	ね	み	ち	づ	れ
ゆ	め	お	い	ざ	け	ね	お	ひ	ま	な	ら

44ページ

Q8 阿久悠のヒット曲

															と	
		つ	が	る	か	い	き	よ	う	・	ふ	ゆ	げ	し	き	
			く				た								の	
			え		あ	め	の	ぼ	じ	よ	う				す	
	ろ	ま	ん	す			や		よ			わ			ぎ	
			て				ど		に			た			ゆ	
		せ	ん	せ	い		か		い			し			く	
			ご				ら		へ			の			ま	
お			く			み			の			あ			ま	
げ						ず			で			お			に	
ん					せ	い	し	ゆ	ん	じ	だ	い				
き		わ				ろ			ご			と			ま	
で		ら				の			ん		と	り	の	う	た	
す		つ				て									あ	
か	つ	て	に	し	や	が	れ					ね	ら	い	う	ち
		ゆ				み									ひ	
		る													ま	
	も	し	も	ぴ	あ	の	が	ひ	け	た	な	ら			で	
		て														

46ページ

Q9 映画「若大将」シリーズ

ス	キ	ー	■	ス	ミ	コ
キ	ミ	■	ス	ポ	ツ	ト
■	ド	ク	タ	ー	■	バ
シ	リ	■	ジ	ツ	プ	■
ヤ	■	ア	オ	■	リ	キ
カ	ズ	サ	■	ハ	ン	ネ
イ	■	ヒ	ツ	ト	■	ン

48ページ

Q10 昭和の名優（男性）

田	宇	野	重	吉	萩	村	鶴	笠	智	健	一
村	津	笠	藤	慶	原	俊	田	村	正	和	竹
高	井	仲	田	優	作	三	浩	池	部	藤	脇
江	健	代	二	連	太	國	二	幹	鶴	田	無
守	也	達	池	部	良	連	仲	代	達	中	我
沖	雅	矢	井	我	無	太	宇	津	井	邦	沖
田	鶴	高	平	泉	脇	郎	萩	一	松	衛	雅
浩	佐	廣	幹	田	村	正	原	浩	田	中	也
加	藤	剛	二	哲	江	邦	健	藤	村	俊	二
無	慶	重	朗	笠	守	中	一	慶	高	三	國
我	佐	野	良	智	松	田	優	作	廣	太	連
竹	江	守	徹	衆	作	平	幹	二	渡	哲	也

49ページ

Q11 昭和の名優（女性）

沢	村	貞	森	池	杉	朋	吉	小	巻	淳	高
樹	木	希	光	内	村	岸	田	今	日	子	峰
市	原	悦	子	淳	春	子	日	八	山	岡	三
藤	山	本	富	士	子	口	出	千	本	樹	枝
治	岡	江	京	久	間	良	子	草	富	木	子
子	久	波	塚	子	沢	村	貞	子	士	希	良
光	乃	杏	昌	奈	小	春	佐	栗	光	林	岡
池	内	淳	子	良	岸	子	久	原	悦	子	田
栗	森	三	山	岡	田	茉	間	小	京	村	茉
原	樹	枝	本	朋	坂	口	良	子	塚	杉	莉
小	希	子	富	子	高	峰	子	加	藤	治	子
巻	木	八	千	草	薫	三	江	波	杏	子	出

50ページ

Q12 人気のテレビ番組

か	ぞ	く	そ	ろ	っ	て	う	た	が	つ	せ	ん					
つ								い								あ	
く		よ						よ			ぱ					り	
ら		る			じ			う			ん					が	
き	た	の	く	に	か	ら		に			ち					と	
ん		ひ			ん			ほ	そ	う	で	は	ん	じ	よ	う	き
だ		つ			で			え			で						
い		と			す			ろ			ー						
ほ		す			よ			!		み	と	こ	う	も	ん		
う		た										が					
そ		じ		す								ら					
う		お	れ	た	ち	の	た	び			お	し	ん				
!!				ー								も					
				せ			あ		い	れ	ぶ	ん	ぴ	ー	え	む	
				ん			か					じ					
と	お	く	へ	い	き	た	い					ろ					
				ち			ぎ					う					
				や			わ										
							く	い	ず	ぐ	ら	ん	ぷ	り			

52ページ

Q13 昭和の流行語

シ	ン	ゴ	ウ		ハ	ナ
ム		ウ	カ	イ		ツ
ラ	ツ	カ		マ	コ	ト
	バ	ク	フ		コ	ウ
キ	メ		ウ	シ	ロ	
ヨ		ネ	フ	ダ		タ
ク	ロ	コ		シ	カ	イ

54ページ

Q14 違う人は誰?

❶ 坂本九
❷ 坂上二郎
❸ 井上順
❹ ピストン堀口
❺ 水谷豊
❻ 嶋大輔

55ページ

Q15 コーラスグループの人気曲

お	ん	な	か	た	う	の	こ	と	お	ま	や
と	も	だ	や	き	ゆ	い	い	よ	う	に	し
か	ち	ゆ	ー	し	ゆ	う	か	い	わ	ひ	ー
ゆ	ち	い	さ	い	あ	き	み	つ	け	た	ゆ
う	よ	い	た	お	さ	な	な	し	み	い	ち
か	う	し	け	さ	ま	や	き	ゆ	ー	よ	か
ん	に	も	と	な	か	る	は	う	お	う	ゆ
さ	へ	と	ん	れ	そ	れ	え	か	ん	に	い
ま	し	つ	い	か	ち	ゆ	ー	ん	な	み	い
や	と	に	う	よ	い	た	を	ら	ひ	の	て
き	ろ	な	ん	お	さ	び	し	も	と	ず	ら
ゆ	い	い	ゆ	だ	い	や	き	ゆ	り	す	あ

58ページ

Q17 昭和の人気漫画

ア	ト	ム		ト	キ	ワ
シ	オ	ク	リ		ヨ	イ
タ	マ		オ	ヤ	ジ	
	キ	フ		シ	ン	ジ
ア		ジ	マ	ン		ヤ
ミ	ゾ	オ	チ		コ	ン
ド	ウ		コ	マ	イ	ヌ

56ページ

Q16 デュエット曲と歌手

❶ キーボー ――― 3年目の浮気 ――― ヒロシ
❷ 小林幸子 ――― もしかして PART II ――― 美樹克彦
❸ シルヴィア ――― 別れても好きな人 ――― ロス・インディオス
❹ 畑中葉子 ――― カナダからの手紙 ――― 平尾昌晃
❺ 日野美歌 ――― 男と女のラブゲーム ――― 葵司朗
❻ 牧村旬子 ――― 銀座の恋の物語 ――― 石原裕次郎
❼ 松尾和子 ――― 東京ナイト・クラブ ――― フランク永井
❽ 都はるみ ――― 浪花恋しぐれ ――― 岡千秋
❾ 吉永小百合 ――― いつでも夢を ――― 橋幸夫

特別編　平成のパズル

60ページ

Q1 平成前半のテレビ番組

		ふ											
わ	た	る	せ	け	ん	は	お	に	ば	か	り		
		は									よ		
		た			ろ						う		
		に			ん				ふ	た	り	つ	こ
	し	ん	せ	ん	ぐ	み	！				の		い
		ざ			ば						て		の
な		ぶ			け						つ		か
ー		ろ		ひ	ー	ろ	ー				じ		ら
す		う			し				い		ん		さ
の					よ				と				わ
お	に	へ	い	は	ん	か	ち	よ	う				ぎ
し			え			す			け				
ご			な			が			の				
と			き			の			し	よ	む	に	
			こ			つ			よ				
						ぼ			く				
		ひ	と	つ	や	ね	の	し	た				
									く				

62ページ

Q2 平成前半のヒット曲とアーティスト

1. 川の流れのように ―― 美空ひばり
2. おどるポンポコリン ―― B.B. クィーンズ
3. 愛は勝つ ―― KAN
4. 負けないで ―― ZARD
5. 夜桜お七 ―― 坂本冬美
6. だんご３兄弟 ―― 茂森あゆみ・速水けんたろう
7. 孫 ―― 大泉逸郎
8. 箱根八里の半次郎 ―― 氷川きよし
9. 地上の星 ―― 中島みゆき
10. 世界に一つだけの花 ―― SMAP

63ページ

Q3 平成前半の直木賞作家と受賞作

1. 浅田次郎 ―― 鉄道員
2. 伊集院静 ―― 受け月
3. 大沢在昌 ―― 新宿鮫　無間人形
4. 重松清 ―― ビタミンF
5. 篠田節子 ―― 女たちのジハード
6. 髙村薫 ―― マークスの山
7. 出久根達郎 ―― 佃島ふたり書房
8. ねじめ正一 ―― 高円寺純情商店街
9. 宮部みゆき ―― 理由
10. 山本一力 ―― あかね空

64ページ

Q4 平成の総理大臣

村	三	恵	渕	小	橋	菅	直	人	福	海	三
山	晋	夫	康	泉	龍	義	彦	佳	田	部	喜
富	倍	紀	登	純	郎	太	生	麻	康	俊	森
橋	安	由	森	一	夫	野	護	竹	下	樹	山
本	郎	一	喜	澤	宮	宗	熙	鳩	山	由	紀
龍	登	恵	朗	中	太	佑	橋	本	龍	太	郎
太	下	渕	太	曽	郎	羽	護	川	細	喜	一
細	竹	小	生	夫	康	田	福	夫	田	澤	純
川	麻	宮	澤	喜	樹	孜	直	紀	佳	鳩	泉
護	彦	佳	田	野	俊	龍	人	由	恵	渕	小
熙	菅	直	羽	安	倍	晋	村	山	富	市	菅
森	宇	野	宗	佑	海	恵	三	鳩	龍	本	橋

特別編　昭和のニュース間違い探し②

86ページ

Q1 ピンク・レディーデビュー

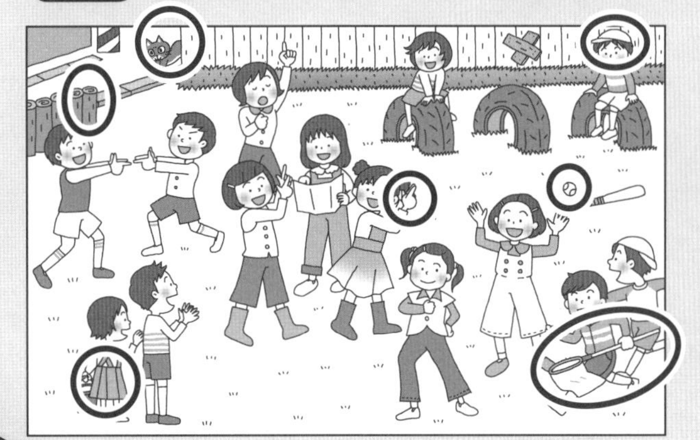

87ページ

Q2 プリントゴッコ登場

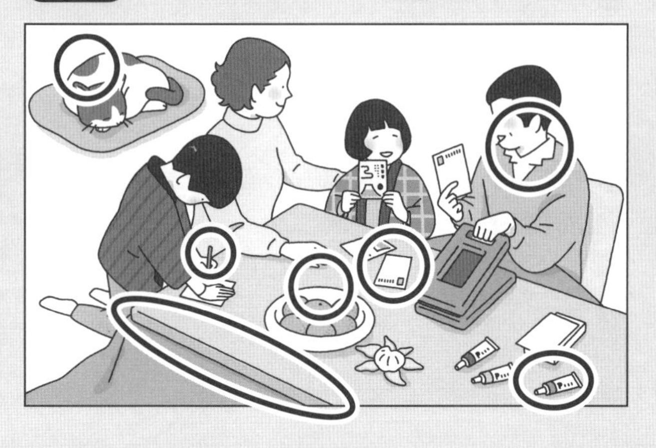

88ページ
Q3 インベーダーゲーム大流行

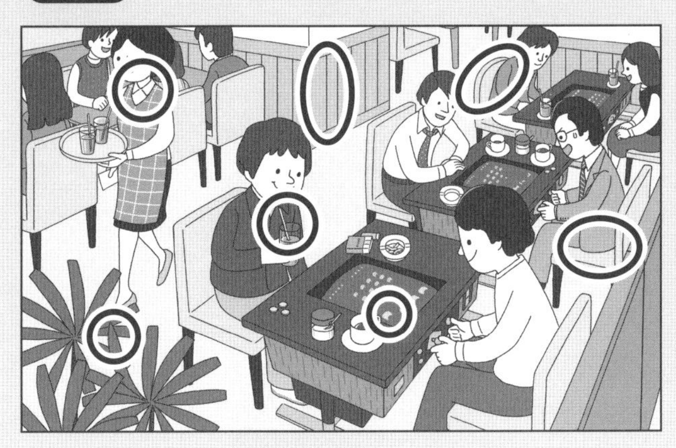

90ページ
Q5 テレホンカード発売

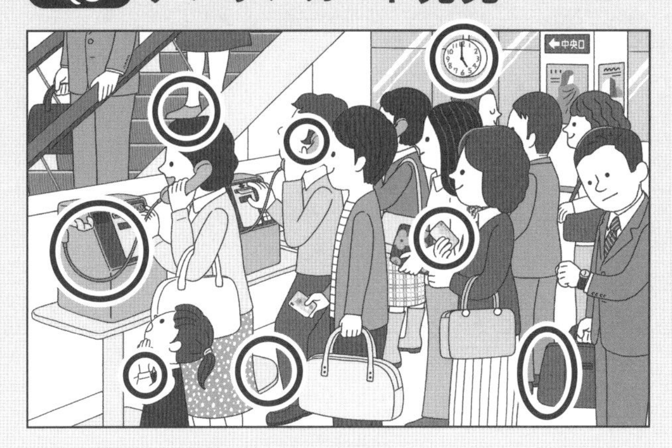

89ページ
Q4 ウォークマン誕生

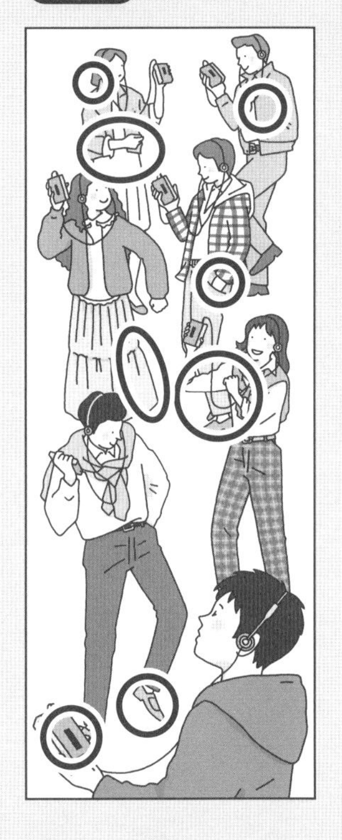

91ページ
Q6 瀬戸大橋開通

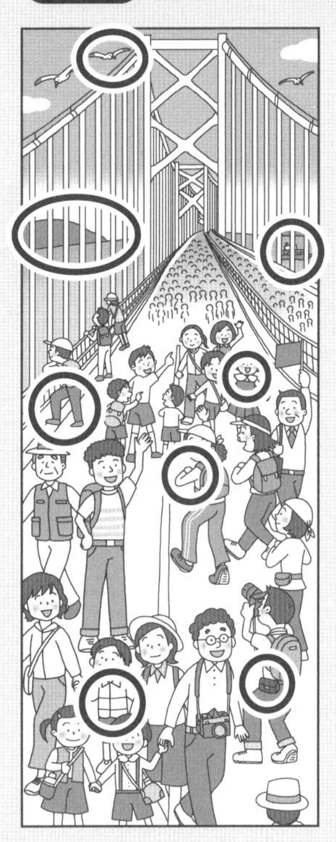

特別編　平成のスポーツ

116ページ
Q4 平成に活躍した野球選手

長	松	井	金	本	知	新	庄	剛	志	豊	田
谷	中	村	紀	洋	一	古	田	敦	憲	秋	口
川	信	央	頭	稼	井	松	中	小	宮	山	悟
滋	斎	金	本	輝	石	中	将	笠	二	幸	敦
利	藤	長	知	秀	道	信	稼	原	孝	二	雄
秋	雅	谷	道	部	原	彦	頭	道	福	留	英
山	豊	野	大	良	笠	利	滋	大	央	小	茂
也	新	一	原	伊	小	斎	藤	雅	樹	宮	野
敦	庄	井	笠	志	喜	留	典	槙	原	山	大
田	口	壮	良	部	秀	輝	尚	憲	知	本	金
古	野	茂	久	一	井	石	木	二	幸	昌	剛
松	福	留	孝	介	松	雄	鈴	朗	一	久	志

117ページ
Q5 平成の幕内優勝力士

稀	北	富	士	皇	魁	ノ	朝	鵬	小	皇	浪
勢	勝	龍	鶴	島	浪	海	青	光	琴	錦	ノ
の	海	大	代	千	丸	土	花	蔵	奨	龍	貴
貴	乃	栃	竜	代	蔵	若	乃	花	小	千	海
菊	奨	琴	舞	の	小	富	貴	ノ	光	代	大
魁	錦	欧	乃	富	錦	士	白	栃	琴	青	鶴
富	旭	洲	花	北	欧	洲	旭	富	士	朝	竜
白	鵬	菊	稀	島	の	喜	蔵	丸	富	乃	花
貴	鶴	安	勢	出	花	光	錦	里	の	勢	稀
ノ	武	芸	の	富	士	琴	奨	小	代	出	蔵
洲	蔵	乃	旭	千	代	欧	花	ノ	千	双	武
欧	丸	若	朝	青	龍	白	東	栃	魁	勝	北

118ページ

Q6 平成の五輪金メダリスト

			た	む	ら	り	よ	う	こ						
				ら					が				た		
				た					と				か		
				り					し				ぎ		
				よ					ひ				な		
				う					こ	だ	い	ら	な	お	
	の	む	ら	た	だ	ひ	ろ				ち				
	ぐ										よ			し	
う	ち	む	ら	こ	う	へ	い				う			み	
	み								あ	ら	か	わ	し	ず	か
	ず										お			ひ	
	き					よ	し	だ	さ	お	り			ろ	
						し								や	
		さ				だ		き	た	じ	ま	こ	う	す	け
		と				ひ			か						
		や				で			は	に	ゆ	う	ゆ	づ	る
		た				ひ			し						
	う	え	の	ゆ	き	こ			な						
									お						
						は	ぎ	の	こ	う	す	け			

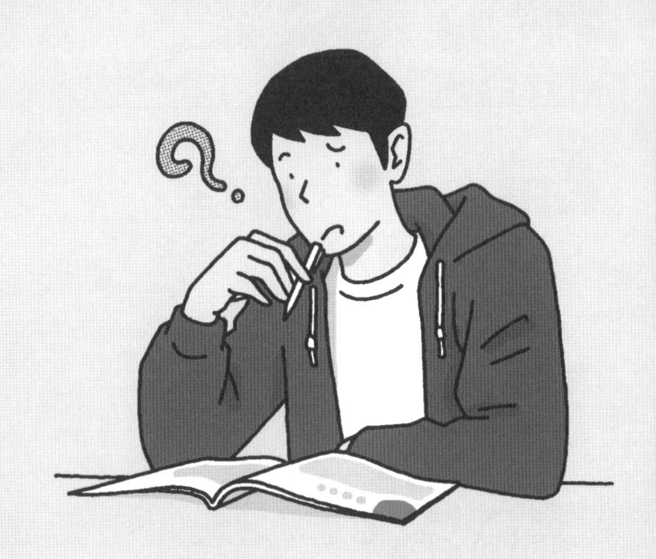

脳がみるみる若返る脳トレ
昭和クイズスペシャル

2024年12月5日　初版発行

監修者　篠原菊紀　　Shinohara Kikunori,2024
発行者　田村正隆

発行所　株式会社ナツメ社
東京都千代田区神田神保町1-52
ナツメ社ビル1階(〒101-0051)
電話　03(3291)1257(代表)　FAX　03(3291)5761
振替　00130-1-58661
制作　ナツメ出版企画株式会社
東京都千代田区神田神保町1-52
ナツメ社ビル3階(〒101-0051)
電話　03(3295)3921(代表)
印刷所　広研印刷株式会社
ISBN978-4-8163-7635-1
Printed in Japan

監修 **篠原菊紀**

人システム研究所長、公立諏訪東京理科大学教授(脳科学、健康教育)。長野県茅野市出身、茅野市縄文ふるさと大使。「学習しているとき」「運動しているとき」「遊んでいるとき」など日常的な場面での脳活動を研究している。テレビ、ラジオ、書籍などの著述、解説、実験を多数務める。監修に『脳がみるみる若返る脳トレ懐かしの昭和クイズ』(小社刊)など多数。

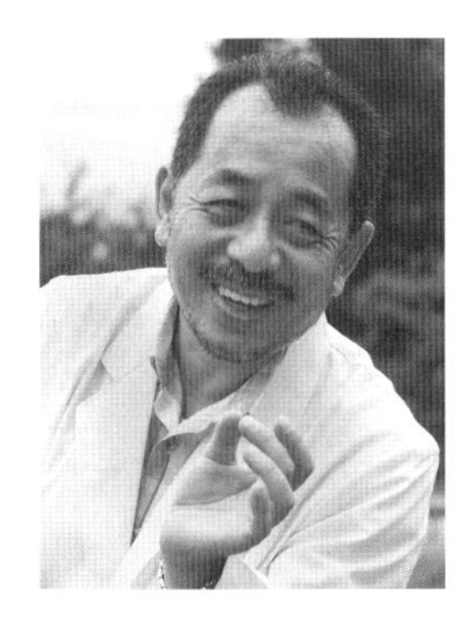

問題作成・協力／入澤宣幸、植松まり、加唐亜紀、株式会社スカイネットコーポレーション
間違い探し作成・イラスト／浅羽ピピ、小野寺美恵、たむらかずみ
イラスト／小野寺美恵
校閲／藏本泰夫
本文デザイン／井寄友香
DTP／有限会社ゼスト
編集協力／株式会社スリーシーズン(奈田和子、藤木菜生)
編集担当／ナツメ出版企画株式会社(梅津愛美)

本書に関するお問い合わせは、書名・発行日・該当ページを明記の上、下記のいずれかの方法にてお送りください。電話でのお問い合わせはお受けしておりません。
・ナツメ社webサイトの問い合わせフォーム　https://www.natsume.co.jp/contact
・FAX(03-3291-1305)
・郵送(左記、ナツメ出版企画株式会社宛て)
なお、回答までに日にちをいただく場合があります。正誤のお問い合わせ以外の書籍内容に関する解説・個別の相談は行っておりません。あらかじめご了承ください。